Angela Olinger · Ulrich Hildebrandt

Endoskopische Wirbelsäulenchirurgie

Springer-Verlag Berlin Heidelberg GmbH

Angela Olinger · Ulrich Hildebrandt

Endoskopische Wirbelsäulenchirurgie

thorakal · transperitoneal · retroperitoneal

Mit einem Beitrag von
Michael D. Menger und Brigitte Vollmar

Mit 94 überwiegend farbigen Abbildungen in 152 Einzeldarstellungen

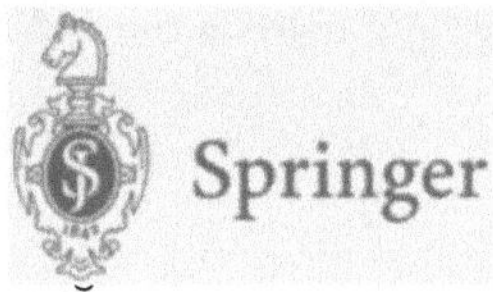

Springer

Dr. Angela Olinger
Abteilung für Unfall-, Wiederherstellungs- und Handchirurgie

Prof. Dr. Ulrich Hildebrandt
Abteilung für Allgemeine Chirurgie, Abdominal- und Gefäßchirurgie

Chirurgische Klinik, Universitätskliniken des Saarlandes
66421 Homburg/Saar

Mitarbeiter
Prof. Dr. Michael D. Menger
Prof. Dr. Brigitte Vollmar

Institut für Klinisch-experimentelle Chirurgie
Chirurgische Klinik, Universitätskliniken des Saarlandes
66421 Homburg/Saar

ISBN 978-3-642-63058-3   ISBN 978-3-642-57118-3 (eBook)
DOI 10.1007/978-3-642-57118-3

Die Deutsche Bibliothek – CIP-Einheitsaufnahme
Olinger, Angela: Endoskopische Wirbelsäulenchirurgie : thorakal, transperitoneal, retroperitoneal /
Angela Olinger ; Ulrich Hildebrandt. – Berlin ; Heidelberg ; New York ; Barcelona ; Hongkong ;
London ; Mailand ; Paris ; Singapur ; Tokio : Springer, 2000
ISBN 978-3-642-63058-3

Graphiker: Harald Konopatzki, Heidelberg
Umschlaggestaltung: Erich Kirchner, Springer-Verlag, Heidelberg
Datenkonvertierung: Fotosatz-Service Köhler GmbH, Würzburg

Gedruckt auf säurefreiem Papier.   SPIN: 10744614   24/3135 ih – 5 4 3 2 1 0

Vorwort

Video assistierte Operationsverfahren über kleinst mögliche Zugänge haben in den letzten Jahren Einzug in fast allen klinischen Disziplinen gehalten. Neben der Reduktion der zugangsbedingten Morbidität imponieren bei diesem Vorgehen die Schonung der Proprioception, geringere postoperative Schmerzen und schließlich die wesentlich günstigeren kosmetischen Ergebnisse. Nachdem sich die video assistierte Chirurgie im Abdomen und Thorax in den vergangenen 15 Jahren rasant entwickelt hat, ist ihr Einsatz an den ventralen Strukturen von Brust- und Lendenwirbelsäule eine konsequente Weiterentwicklung. Zunächst nur an einigen wenigen Wirbelsäulenzentren praktiziert, haben sich Instrumente und Techniken inzwischen soweit entwickelt, daß ein breiter Einsatz bei fast allen Wirbelsäulengruppen begonnen hat bzw. derzeit in Vorbereitung ist. Die vorliegende Monographie kommt daher zur rechten Zeit und man kann den Autoren zu dieser gelungenen Synopsis gratulieren. Schon mehrfach leistete die Homburger Klinik Pionierarbeit bei der Entwicklung und Einführung neuer Techniken in der deutschsprachigen Unfallchirurgie wie etwa bei den arthroskopischen und mikrochirurgischen Verfahren.

Das vorliegende Werk ist das Produkt einer vorbildlichen akademischen Zusammenarbeit dreier chirurgischer Disziplinen: Unfallchirurgische Kompetenz in der Wirbelsäulentraumatologie (A. Olinger), breite laparoskopische und thorakoskopische Erfahrung aus der Visceralchirurgie (U. Hildebrandt) sowie pathophysiologische und didaktische Expertise von Seiten der experimentellen Chirurgie (M. Menger und B. Vollmar). Der Mehrwert interdisziplinärer Forschung und Kooperation wird hierdurch eindrucksvoll dokumentiert. Fächerübergreifende Kompetenz zeigt den Weg aus der Enge einer zwar notwendigen aber für sich alleine nicht mehr weiterführenden Spezialisierung.

Den Autoren ist damit mehr gelungen als die Vorlage einer gut strukturierten operationstechnischen Anleitung. Mit der Integration von Spezialwissen und Können legen sie ein durchaus übertragbares Modell vor, das vor allem in der Phase einer operationstechnischen Lernkurve wegweisend sein könnte. Die gelegentlich quälende Diskussion zwischen Spezialisten wird hierdurch wohltuend unter Orientierung auf das medizinische Problem vermieden.

Einleitend werden die bisherige Entwicklung der Videoendoskopie und die Prinzipien der endoskopischen Chirurgie dargestellt. Auf die Physiologie des Pneumoperitoneums wird breiter eingegangen, ebenso auf seine steuerbaren pathophysiologischen Auswirkungen, Komplikationsmöglichkeiten sowie deren Vermeidung bzw. Beherrschung. Konsequenterweise ist den klinischen Kapiteln eine Übersicht über Trainingsmöglichkeiten an Tiermodellen und deren Effektivität vorangestellt. Im klinischen Teil werden die derzeit diskutierten Indikationen für thorakoskopische, laparoskopische und retroperitoneoskopische Zugänge erläutert. Die praktisch wichtigen Aspekte von Patientenlagerung, Positionierung von Operationsteam und Geräten, Präparation der Arbeitskanäle sowie der spezifischen endoskopisch nutzbaren Instrumente und Implantate werden anschaulich beschrieben und mit instruktiven Abbildungen dargestellt.

Naturgemäß kann die beschriebene Palette an Wirbelsäulenimplantaten nur eine subjektive Momentaufnahme geben, da sich gerade dieses Gebiet in einer stetigen Weiterentwicklung befindet. Neben den reinen videoskopischen Verfahren werden auch kombinierte, videoskopisch assistierte und offene „minimal access" Techniken beschrieben. Zum Schluß bieten die Autoren einen Ausblick auf computerassistierte Simulations- und Navigationssysteme und sprachgesteuerte Optikführungsroboter in der Wirbelsäulenchirurgie. Die noch vor wenigen Jahren futuristisch anmutenden Überlegungen sind in einen erstaunlich hohen Prozentsatz heute bereits Realität. Speziell in der endoskopischen Chirurgie werden Computer und Roboter die Ausstattung eines Operationssaales der Zukunft prägen.

Das vorliegende Buch kann allen Gruppen, die sich in diese faszinierende Technik der endoskopischen Wirbelsäulenchirurgie einarbeiten wollen, wertvolle Starthilfe geben. Skepsis von Anhängern der tradierten offenen Verfahren hat alle endoskopischen Techniken anfangs begleitet. Strikte Qualitätssicherung, umfassende Kosten-Nutzen-Analysen, kritische Evaluation der medizintechnischen Entwicklungen und die Lebensqualität der betroffenen Patienten werden der endoskopischen Wirbelsäulenchirurgie einen festen Platz im operativen Spektrum sichern.

OTMAR TRENTZ, Zürich
GERNOT FEIFEL, Homburg

Danksagung

Wir danken Herrn H.-J. Klein, Intens Wittenstein GmbH, Igersheim, für die Anregung zum Thema „Endoskopische Wirbelsäulenchirurgie".

Zu großem Dank sind wir Frau Sybill Storz, Fa. Karl Storz Endoskope, Tuttlingen, verpflichtet, die uns bei der Herstellung der Graphiken unterstützt hat.

ANGELA OLINGER
ULRICH HILDEBRANDT

Inhaltsverzeichnis

1 Einleitung

1.1 Entwicklung der Videoendoskopie

Ventrale Zugangswege zur Brust- und Lendenwirbelsäule haben zunehmend posteriore Verfahren abgelöst. Dazu haben endoskopische Techniken entscheidend beigetragen. Wie so oft in der Medizin war ein technischer Fortschritt dafür ausschlaggebend: die Entwicklung der Kamera- und Videotechnik.

Bereits 1973 wurde die lumbale Sympathektomie endoskopisch durchgeführt. Der damalige Pionier R. Wittmoser [22] verwendete eine Staboptik für den Einblick in den Retroperitonealraum. Als alleiniger Operateur führte er mit einer Hand die Optik, mit der anderen ein Instrument. Kein weiterer Assistent konnte die Operation verfolgen. Mit dem Aufkommen der Videokameras Ende der 80er Jahre wurde der endoskopische Blick in Farbe auf den Monitor übertragen; damit war die Operation für jeden verfolgbar. Aus der „Oneman-Operation" wurde wieder Teamarbeit. Die erste Operation der Gallenblase durch ein Laparoskop 1986 [12], und vor allem die Aktivität der Franzosen Dubois [7] und Perissat [13], löste eine Innovationswelle aus, deren Ende noch nicht absehbar ist.

1.2 Terminologie

Einblicke nehmen in die inneren Räume des Menschen bedeutet das aus dem Griechischen „endo" und „skopein" abgeleitete Wort Endoskopie. Ursprünglich wurde mit dem Begriff Endoskopie der Einblick über natürliche, präformierte Körperöffnungen verstanden. 1901 führte der Chirurg G. Kelling [10] ein Instrument in die Bauchhöhle eines Hundes ein, insufflierte Luft und blickte mit einem Zystoskop in das Innere. Er nannte dieses Verfahren „Kölioskopie". Das französische Wort *coelioscopie* ist heute noch gebräuchlich. Der

Schwede H. C. Jakobäus [9] entwickelte die Methode weiter und führte 1910 den Begriff „Laparoskopie" in die medizinische Terminologie ein. Heute bedeutet

- Laparoskopie: endoskopischer Zugang in die Bauchhöhle;
- Thorakoskopie: endoskopischer Zugang in die Brusthöhle;
- Retroperitoneoskopie/Lumboskopie: endoskopischer Zugang in den Retroperitonealraum.

Als Sammelbegriff für endoskopische Operationen wird auch die Bezeichnung „minimal-invasive Chirurgie" verwendet. *Minimally invasive surgery* war das Schlagwort, mit dem der englische Urologe Wickham 1987 die neue Ära einleitete [18–21]. Weil im Fahrwasser der endoskopischen Chirurgie auch kleine offene oder perkutane Zugänge als „minimal invasiv" bezeichnet werden, sollten besser die Begriffe Laparoskopie, Thorakoskopie, Retroperitoneoskopie und Lumboskopie Anwendung finden. Wegen des im Englischen gebräuchlichen „endoscopic" wird sinngemäß von endoskopischer Chirurgie gesprochen.

1.3 Potentielle Vorteile der endoskopischen Wirbelsäulenchirurgie

Die Erwartungen an die endoskopische Wirbelsäulenchirurgie sind hoch: Minimierung des Zuganges, präzise Ausführung der Operation, Reduktion des operativen Traumas, Verkürzung der Operationszeit, schnellere Rekonvaleszenz, geringere Komplikationsrate, verkürzte Hospitalisierungszeit, verbessertes Outcome für den Patienten.

Der Schlüssel für die erwarteten Verbesserungen liegt in der Minimierung des Zuganges. Wer die offene Kniegelenkchirurgie miterlebt hat, weiß die Überlegenheit der Arthroskopie zu schätzen. Ähnlich einschneidend vollzieht sich der Wandel bei den vorderen Zugängen zur Wirbelsäule. Im Bereich der Brustwirbelsäule kann die Thorakotomie entfallen. Im Bereich T12/L1/L2 kann auf die Thorakophrenolumbotomie verzichtet werden. Die mit größeren Inzisionen einhergehenden Komplikationen können reduziert werden. Dies sind:

- Parästhesien und Dysästhesien nach Thorakotomie,
- Verletzungen des N. phrenicus oder Zwerchfellhernien nach Inzision des Diaphragmas,
- Bauchwandaussackungen nach Durchtrennung der ventralen Äste der Nn. thoracici und des N. lumbalis.

Auf dem endoskopischen Weg zum operativen Zielgebiet werden wenige Strukturen zerstört. Das reduziert nicht nur die Gesamtheit des Gewebetraumas, sondern erhält auch die Integrität von Bändern, Knochen oder Muskeln, die an der Stabilisierung der Wirbelsäule beteiligt sind. Unbeachtet davon werden die operativen Prinzipien der Spondylodese analog zur offenen Chirurgie eingehalten.

1.4 Prinzipien der endoskopischen Chirurgie

Im Mittelpunkt steht der auf das Kleinste reduzierte Zugang in bestehende (Abdomen, Brustkorb) und zu schaffende Räume (Retroperitoneum). Das zweite Prinzip ist die Aufrechterhaltung des Raumes mit CO_2-Gas. Das dritte Prinzip ist die videoendoskopische Projektion des Raumes auf den Monitor und die kontinuierliche Wiedergabe aller Abläufe aus dem geschlossenen Raum. Der Zugang in den Raum erfolgt über Trokare, die bei Verwendung von Gas über Ventile abgedichtet sein müssen.
Im Brustkorb ist Gas nicht erforderlich, da das Rippengitter den Raum stabilisiert. Durch einseitige Beatmung der Gegenseite gewährt die kollabierte Lunge den uneingeschränkten Zugang zur Brustwirbelsäule.
In der Bauchhöhle wird bei konstantem Gasdruck die vordere Bauchwand wie ein Gewölbe angehoben. Dadurch entsteht ein übersichtlicher Raum, in welchem Instrumente kontrolliert manipuliert werden können. Der Dünndarm wird durch Kopftieflage in den Oberbauch verlagert, was die Exposition des lumbosakralen Überganges ermöglicht. Der Retroperitonealraum wird unter dem Druck des einströmenden Gases entfaltet und durch die Verdrängung der Peritonealhöhle offen gehalten. Bei peritonealen und retroperitonealen Zugängen ist die optimale Relaxation der Muskulatur unabdingbar.

1.5 CO_2-Pneumoperitoneum

1.5.1 Physiologie

Das Anlegen des Pneumoperitoneums (Insufflation von Gas unter Druck) hat physiologische Veränderungen zur Folge. Die Summe der kinetischen Energie der Gasmoleküle, die bei dem Aufprall auf die Oberfläche entsteht, ist der Druck. Er ist der Gaskonzentration und der Gastemperatur direkt proportional.
Die Konzentration eines Gases in Flüssigkeit oder im Gewebe ist aber nicht nur vom Druck, sondern auch von der Löslichkeit abhängig. CO_2-Gas hat von allen Atemgasen die höchste Löslichkeit. Diese Einrichtung der Natur ist perfekt, da CO_2 das Endprodukt vieler metabolischer Vorgänge ist und eliminiert werden muß [5]. Andererseits sind Atemgase in hohem Maß in Fett löslich und diffundieren deshalb leicht durch Zellmembranen. CO_2-Gas hat den höchsten Diffusionsquotienten (Tabelle 1.1).
Wenn Gas in die Bauchhöhle insuffliert wird, treten zwei unmittelbare Wirkungen ein. Erstens steigt der Druck entsprechend der Gasmenge und der Compliance des Peritoneums an. Zweitens diffundiert Gas in das Gewebe und in die Blutbahnen. Wenn kein Gas nachströmt, wird sich nach der Gesetzmäßigkeit von Diffusion und Löslichkeit ein Gleichgewicht zwischen dem Peritoneum und der Blutbahn einstellen. Wenn Gas nachströmt, kann druckgesteuert ein konstanter intraabdomineller Druck aufrechterhalten werden.

Tabelle 1.1. Physikalische Eigenschaften der Atemgase bei 37° Körpertemperatur

Gas	Löslichkeits-koeffizient	Diffusions-koeffizient
Sauerstoff	0,024	1,00
Kohlendioxid	0,570	20,30
Kohlenmonoxid	0,018	0,81
Stickstoff	0,012	0,53
Helium	0,008	0,95

In das Blut absorbiertes CO$_2$ wird zuerst im Körper gespeichert und später über die Lungen ausgeschieden. Die Speicherkapazität des Körpers beträgt 120 Liter. Wieviel CO$_2$ aufgenommen oder abgegeben wird, hängt von der Perfusion und der Speicherkapazität des Gewebes ab. Bei kurzfristiger CO$_2$-Retention, wie Atemanhalten, wird CO$_2$ nur in den Alveolen und im Blut gespeichert, nach 20- bis 60minütiger Retention im Skelettmuskel, den Eingeweiden und, mit Verzögerung, im Fett. Wenn die Speicherräume aufgefüllt sind, tritt CO$_2$ in gasförmigem Zustand aus dem Gewebe in die Blutbahn über. Im Normalzustand, also ohne Pneumoperitoneum, werden 4 ml CO$_2$ in 100 ml Blut aus dem Gewebe in die Lungen transportiert. Etwa 7 % des CO$_2$ liegen in gelöster Form im Blut vor, 23 % sind an Hämoglobin gebunden. Die Hauptmenge des gelösten CO$_2$ reagiert mit Wasser und bildet Kohlensäure. Kohlensäure dissoziiert in Wasserstoff und in Bicarbonationen. Der Wasserstoff wird durch das Hämoglobin gepuffert oder in das Plasma sezerniert. Daraus folgt, daß CO$_2$ unmittelbar auf die Säure-Basen-Balance des Blutes einwirkt. Je größer die extrazelluläre Konzentration des CO$_2$ ist, um so größer wird die Wasserstoff- und damit die Säurebildung. Im Verlauf eines lange bestehenden Pneumoperitoneums kann folglich eine Azidose entstehen, wenn respiratorische Gegensteuerungen nicht erfolgen.

1.5.2 Pathophysiologie

Bei Anlage des Pneumoperitoneums muß mit lokalen und systemischen Effekten gerechnet werden. Dies sind:

- verstärkter Druck auf das Zwerchfell und vagale Reaktionen durch Dehnung des Peritoneums mit möglicher Bradykardie;
- Abnahme des venösen Rückstroms und Zunahme der Nachlast des Herzens.

Weitere Auswirkungen sind die Hyperkapnie, die Azidose und ein Anstieg des Plasmakatecholaminspiegels. Die CO$_2$-Insufflation und der daraus resultierende intraabdominelle Druckanstieg können zu Veränderungen der Hämodynamik und der Atemmechanik führen.

Atemmechanik. Der erhöhte intraabdominale Druck schränkt die freie Beweglichkeit des Zwerchfells ein und vermindert dadurch die Ventilation der basalen Lungenanteile. Da der Gasaustausch besonders basal stattfindet, kann eine reduzierte Oxygenierung die Folge sein. Die Einschaltung eines positiven endexspiratorischen Druckes (PEEP) öffnet die basal kollabierten Alveolen und steigert die Oxygenierung des Blutes. Der Hypoxämie wird darüber hinaus dadurch entgegnet, daß die inspiratorische Sauerstoffkonzentration bis zu einer HbO$_2$-Sättigung von über 95 % angehoben wird.

Hyperkapnie. Da CO$_2$ als hochlösliches Gas schnell aus der Bauchhöhle in die präperitonealen Gefäße übertritt, steigt bei konstanter Ventilation das arterielle PCO$_2$ kontinuierlich an (Hyperkapnie). Das Ausmaß der Hyperkapnie hängt vom Insufflationsdruck und der Dauer der Operation ab. Bei hohem Druck und langer Operationszeit steigt die Hyperkapnie an.

In der Regel ist die Hyperkapnie weniger problematisch als die Hypoxämie. Ein 20 %iger Anstieg des arteriellen PCO$_2$ wird von gesunden Patienten leicht toleriert. Nur Patienten mit einem erhöhten intrakraniellen Druck oder mit Myokardschäden sind weniger tolerant gegenüber dem Anstieg des arteriellen PCO$_2$.

Meist ist der Anstieg des PCO$_2$ gering und erfordert keine Gegensteuerung. Im Bedarfsfall führt eine Anhebung des Atemminutenvolumens in der Größenordnung von 10–20 % zum Ausgleich. Eine weitere Steigerung des Atemminutenvolumens ist erforderlich, wenn ein subkutanes Emphysem, entstanden aus dem CO$_2$, in die Blutbahn diffundiert und eliminiert werden muß.

Hämodynamik. Die Resorptionsrate des intraperitonealen CO$_2$ ist während der laparoskopischen Operation limitiert. Weil der intraabdominale Druck mit dem Beginn der Operation ansteigt, nimmt das Herz-Zeit-Volumen (HZV) ab und mit ihm die Resorption von CO$_2$.

Am Ende der Operation, wenn das Gas abgelassen wird, steigt das HZV wieder an. Dies hat zur Folge, daß peritoneales CO$_2$ wieder absorbiert wird und zusätzlich aus den Körperspeichern freigesetzt wird. Das führt vorübergehend zu einem Anstieg der endtidalen CO$_2$-Konzentration.

Zu den hämodynamischen Veränderungen zählt auch die Zunahme des systemischen Gefäßwiderstandes. Diskutiert werden sowohl eine direkte Gefäßkompression als auch die Freisetzung von Vasopressin. Der Anstieg des Vasopressins folgt unmittelbar der Anlage des Pneumoperitoneums. Möglicherweise sind intraabdominelle Druck-, und Dehnungsrezeptoren dafür verantwortlich [11]. – Wenige Minuten nach Anlage des Pneumoperitoneums korrelierte in einer Untersuchung der signifikante Anstieg des mittleren arteriellen Blutdruckes und des peripheren Gefäßwiderstandes mit der Vasopressinplasmakonzentration [8].

Über den Einfluß des Pneumoperitoneums auf das HZV liegen keine einheitlichen Befunde vor. Bei gesunden Patienten kann das HZV gleich, erhöht oder erniedrigt sein. Ein mäßiger Abfall des HZV in der Größenordnung von 20% entspricht den mehrheitlichen Ergebnissen in der Literatur [4]. Bei kardial vorerkrankten Patienten waren die Reduktion des HZV und der Anstieg des pulmonalkapillären Verschlußdruckes besonders ausgeprägt.

Durch die intraabdominelle Gasinsufflation wird das Zwerchfell nach kranial gedrängt. Daraus resultiert ein intrathorakaler Druckanstieg, der bei kontrollierter mechanischer Beatmung um mehr als 40% zunehmen kann. Wird bei dieser Bedingung das Atemminutenvolumen gesteigert, um der Hyperkapnie zu entgegnen, dann kann der Beatmungsdruck noch weiter ansteigen. Ein Ausweg ist die isolierte Steigerung der Atemfrequenz bei konstantem Hubvolumen. Nur in seltenen Fällen muß vorübergehend die Gaszufuhr unterbrochen werden oder sogar die Operation konventionell fortgesetzt werden.

Das insufflierte CO_2 wird kontinuierlich resorbiert. Die individuelle Resorption hängt von der Resorptions- und Diffusionsfläche sowie der Operationsdauer ab. Bei dem Pneumoretroperitoneum wird am meisten CO_2 resorbiert. Mit Beendigung des Pneumoperitoneums wird das CO_2 entsprechend der Diffusionseigenschaft der Gewebe wieder in das Blut abgegeben und auch über das Operationsende hinaus pulmonal eliminiert.

1.5.3 Komplikationsmöglichkeiten

1.5.3.1 Gasembolie

Damit eine Gasembolie auftreten kann, muß eine große Menge CO_2 in die V. cava oder in den rechten Vorhof eintreten, um eine Blockade des Blutstromes bewirken zu können. Dieses „Gasschloß"

blockiert den Blutfluß in der rechten Herzhälfte und erhöht abrupt den rechtsventrikulären Druck, der wiederum das Foramen ovale eröffnen kann. Das hat zur Folge, daß ein Gasembolus in das linke Herz übertreten und von dort in das Gehirn transportiert werden kann.

Die Gasembolie kann andererseits in der Lunge den Blutstrom blockieren und dadurch eine Hypoxämie bewirken. Dieses Ereignis kann dadurch ausgelöst werden, daß die Veress-Nadel in eine Vene eingestochen und das Gas direkt in die Vene eingeleitet wird. Die Gefahr ist besonders groß, wenn das Pneumoperitoneum mit der Veress-Nadel bei einem zu einem anderen Zeitpunkt offen operiertem Abdomen angelegt wird.

Wenn sich die vitalen Parameter unmittelbar nach dem Beginn der CO_2-Insufflation verschlechtern, muß bis zum Beweis des Gegenteils eine Gasembolie angenommen werden. Klinische Zeichen der Gasembolie sind:

– Zyanose,
– Pupillenerweiterung,
– ansteigender Beatmungsdruck,
– plötzlicher Anstieg und dann Abfall des endtidalen CO_2.

Die Rechtsherzdekompensation kann an der Einflußstauung der Halsvenen, der EKG-Ableitung (Belastung, Arrhythmie), an der peripheren Zyanose und am Druckabfall erkennbar sein. Im Verdachtsfall muß der Gasflow sofort abgebrochen und die Bauchhöhle desuffliert werden. Der Patient soll auf die linke Seite gedreht und kopftief gelagert werden. Dadurch soll der Gaszustrom in das rechte Herz vermindert werden. Gleichzeitig sollen die Inhalationsanästhetika abgestellt und 100% Sauerstoff zugeführt werden.

Zum Glück ist die Gasembolie sehr selten und auch vermeidbar. Am häufigsten trat sie bei gynäkologischen Laparoskopien, oft in Verbindung mit einer simultanen Hysteroskopie auf. Philips [14] berichtet über 15 Gasembolien bei 113.523 gynäkologischen Laparoskopien. Cottin [6] berichtet über 7 Gasembolien bei Patienten, die früher schon einmal offen laparotomiert worden waren, und sieht darin eine große Gefahr für das blinde Eingehen mit der Veress-Nadel. Zwei der 7 Patienten starben an den Folgen der Gasembolie. – Wohl aufgrund der Routineanwendung der Laparoskopie in den letzten Jahren wird über Gasembolien nicht mehr berichtet.

tigt bei beidseitiger Beatmung eröffnet, ohne daß ein
Spannungspneumothorax auftrat. Entscheidend ist,
daß der Gasdruck 12 mmHg nicht überschreitet und
der Beatmungsdruck unwesentlich (bis 15 mm Hg)
darüber liegt. Wenn die Pleura eröffnet wird, legen wir
am Ende der Operation eine Thoraxdrainage.

1.5.3.2 Pneumothorax

Besonders gefährdet für das Auftreten eines Pneumothorax sind Patienten mit einer chronisch-ob-
struktiven Lungenerkrankung (COPD). Weil bei
laparoskopischen Operationen der Beatmungsdruck erhöht ist, können vorbestehende Lungen-
bullae rupturieren und einen Spannungspneumothorax auslösen [15]. Andererseits kann der erhöhte intraabdominale Druck embryologische
Verbindungen zum Mediastinum, zum Perikard
und zur Pleura eröffnen [3].
Ein *Spannungspneumothorax* kann lebensbedro-
hend sein und ist bei einer laparoskopischen Cholezystektomie beschrieben worden [17].
Klinische Zeichen für einen drohenden Pneumothorax sind:

- progredienter Anstieg des Beatmungsdruckes,
- Abnahme der Sauerstoffsättigung,
- Blutdruckabfall,
- abgeschwächte Herztöne.

Bei drastischer Verschlechterung der Vitalzeichen
muß die Gasinsufflation abgebrochen und die
Bauchhöhle desuffliert werden. Wenn keine entscheidende Restitution eintritt, sollten Thorax-
drainagen gelegt werden. Damit ist allerdings die
laparoskopische Operation beendet, da das Gas
über die Drainagen entweicht und kein Druck
mehr aufgebaut werden kann.

Wir führen retroperitoneale Eingriffe, bei denen die
Pleura erwartungsgemäß eröffnet wird, in Einlungenbeatmung durch. Es tritt dann ein Druckausgleich zwischen dem Retroperitoneum und der linken Thoraxhöhle ein. In zwei Fällen wurde die Pleura unbeabsich-

1.5.3.3 Subkutanes Emphysem

Zu Beginn der laparoskopischen Operation kann
ein Emphysem bereits dadurch entstehen, daß die
Spitze der Veress-Nadel nicht intraperitoneal liegt
oder der Trokar, über den insuffliert wird, nicht in
die Bauchhöhle ragt. Grundsätzlich kann entlang
aller Trokare Gas in den subkutanen Bereich strö-
men und ein Hautemphysem bewirken.
Bei der endoskopischen Wirbelsäulenchirurgie
können Emphyseme besonders bei den retroperitonealen Zugängen auftreten und hier wiederum
speziell nach der Inzision am Oberrand des
Beckenkammes. Nach der Entnahme des Spanes
wird die Inzision mit einem 33-mm-Trokar abgedichtet. Diese Abdichtung ist nie vollständig und
hat in der Regel ein Emphysem zur Folge, das sich
im Beckenkammbereich ausbreitet.
Die klinische Bedeutung des Emphysems liegt
darin, daß sich wegen der vergrößerten Absorp-
tionsfläche eine Hyperkapnie größeren Ausmaßes
ausbilden kann [1]. Da aber die verbleibende Operationszeit kurz ist, wird das Emphysem in der
Regel klinisch nicht relevant.

1.6 Einfluß der Lagerung

Die Auswirkungen der intraoperativen Lagerung
auf die Hämodynamik sind für die Kopftieflage-
rung (Trendelenburg-Lagerung) untersucht. Bei
der Positionierung des Patienten in 10–20° Kopftieflage muß mit einem geringfügigen Anstieg des
HZV von 10% gerechnet werden. Der Anstieg ist

wahrscheinlich auf eine kurzfristige Zunahme des venösen Rückstromes zum Herzen zurückzuführen.

Zum Blutdruckverhalten bei unterschiedlicher Lagerung in Seit-, und Kopftiefpositionen haben wir eigene Untersuchungen durchgeführt [2]. Wir fanden einen Anstieg des systolischen und diastolischen Blutdruckes, des Drucks der V. jugularis interna und des Femoralvenendruckes. Lediglich der letztere war bei überbetonter Kopftieflage signifikant erhöht. Die Hämodynamik in Seitlage ist nicht untersucht.

1.7 Gaslose laparoskopische Chirurgie

Mögliche Nachteile des Pneumoperitoneums, Hyperkapnie und Azidose, können unter Inkaufnahme anderer Nachteile kompensiert werden. Mit dem sog. Laparolift kann die Bauchdecke angehoben werden, ohne daß Gas insuffliert werden muß. Von den Befürwortern dieser mechanischen Lifter wird angeführt, daß neben dem Gasverzicht konventionelle Instrumente benutzt werden können.

Der gebräuchlichste Lifter hebt mit 3 rechtwinkligen Haken, aus der Position des Nabels, die Bauchdecke zeltförmig ab. Bei dem Pneumoperitoneum wird die Bauchdecke gewölbeartig angehoben. Dadurch entsteht ein großer übersichtlicher Raum. Zusätzlich wird der Darm durch den Gasdruck in der Position gehalten, in die er mechanisch verlagert wurde.

Bei der laparoskopischen Spondylodese von L5/S1 kann in Kopftieflage der Dünndarm durch das Pneumoperitoneum im Oberbauch gehalten werden. Mit dem Laparolifter würden die Dünndarmschlingen in das Operationsfeld drängen.

1.8 Kombination von endoskopischer und offener Chirurgie

Rosenthal hat 1997 für Operationen an der Lendenwirbelsäule und dem thorakolumbalen Übergang eine Zweischrittmethode beschrieben [16]: Zunächst erfolgt der endoskopische Zugang in den Retroperitonealraum. Dann wird die Operation in konventioneller offener Weise fortgesetzt. Der Zugang in das Retroperitoneum erfolgt entweder gaslos oder über den Weg der Ballondilatation und CO_2-Gasinsufflation. Wenn der Raum

eröffnet ist, wird über dem zu instrumentierenden Abschnitt der Lendenwirbelsäule eine Inzision ausgeführt, Retraktoren werden eingesetzt und die Operation in konventioneller Weise fortgeführt. Die Argumente für dieses Vorgehen werden unter 3.3.1 diskutiert.

Literatur

1. Abe H, Bandai Y, Ohtomo Y (1995) Extensive subcutaneous emphysema and hypercapnia during laparoscopic cholecystectomy: two case reports. Surg Laparosc Endosc 5:183–187
2. Asoklis S, Lange O, Hildebrandt U, Mertzlufft F, Lemmermeier P (1994) Effekte laparoskopischer Kolonresektionen (LCR) auf Hämodynamik und Atmungsparameter. Coloproctology 16:400–406
3. Batra MS, Driscoll JJ, Coburn WA, Marks WM (1983) Evanescent nitrous oxide pneumothorax after laparoscopy. Anaesth Analg 62:1121–1123
4. Berg K, Asoklis S, Wilhelm W, Kleinschmidt S, Molter G, Mertzlufft F (1995) Herz-Kreislauf-Funktion während laparoskopischer Eingriffe in der Chirurgie und Gynäkologie. Anästhesiol Intensivmed Notfallmed Schmerzther 30:446–450
5. Callery MP, Soper NJ (1993) Physiology of the pneumoperitoneum. Baillieres Clin Gastroenterol 7:757–777
6. Cottin V, Delafosse B, Viale JP (1996) Gas embolism during laparoscopy. Surg Endosc 10:166–169
7. Dubois J et al. (1988) Cholecystectomie par coelioscopies. Presse Med 18:980
8. Felber AR, Blobner M, Senekowitsch R, Feussner H, Gögler S, Jelen-Esselborn S (1993) Plasma-Vasopressin-Konzentration bei laparoskopischer Cholecystektomie. Anästhesist 42:134
9. Jakobäus HC (1910) Über die Möglichkeit, die Zystoskopie bei Untersuchung seröser Höhlen anzuwenden. Münch Med Wschr 57:2090
10. Kelling G (1902) Ösophagoskopie, Gastroskopie, Kölioskopie. Münch Med Wschr 49:21
11. Melville RJ, Frizis HI, Forsling ML, LeQuesne LP (1985) The stimulus for vasopressin release during laparoscopy. Surg Gynecol Obstet 161:253–256
12. Mühe E (1986) Die erste Cholecystektomie durch das Laparoskop. Langenbecks Arch Klin Chir 369:804
13. Perissat J, Collet D, Belliard R (1990) Gallstones: laparoscopic treatment – cholecystectomy, cholecystostomy, and lithotripsy: our own technique. Surg Endosc 4:1–5
14. Philips J, Keith D, Hulka J (1976) Gynecologic laparoscopy in 1975. J Reprod Med 16:105–117
15. Richardson JD, Trinkli EK (1976) Hemodynamic and respiratory alterations with increased intraabdominal pressure. J Surg Res 20:401–404

16. Rosenthal D, Paolucci V, Zdeblick TA (1999) Combined endoscopic retroperitoneal approach to the lumbar spine using microsurgical endoscopy. In: Zdeblick TA (ed) Anterior approaches to the spine. Quality Medical Publishing, St. Louis, pp 219–240
17. Whiston RJ, Eggers KA, Movus RW, Stamatakis JD (1991) Tension pneumothorax during laparoscopic cholecystectomy. Br J Surg 78:325
18. Wickham JEA (1986) Editorial. Br Med Bull 42: 221–2
19. Wickham JEA (1987) The new surgery. BMJ 295: 1581–1582
20. Wickham JEA (1991) Editorial. Minim Invasive Ther 1:1–5
21. Wickham JEA (1994) Minimally invasive surgery: Future developments. BMJ 308:193–196
22. Wittmoser R (1973) Die Retroperitoneoskopie als neue Methode der lumbalen Sympathikotomie. Fortschr Endoskopie 4:219

2 Entwicklung im Experiment und Ausbildung für die klinische Anwendung

M.D. MENGER und B. VOLLMAR

Die rasche Einführung laparoskopischer Techniken in die tägliche Routine der klinischen Chirurgie hat den praktizierenden Chirurgen gezwungen, sich in überaus kurzer Zeit mit neuen Operationstechniken auseinanderzusetzen. Standardisierte Methoden zur Entwicklung der neuen minimal-invasiven Techniken sowie ein reglementiertes Ausbildungs- und Trainingsprogramm standen jedoch nicht immer zur Verfügung. Entsprechend zeigen klinische Untersuchungen bei verschiedenen, insbesondere bei komplexen laparoskopischen Eingriffen eine protrahierte Lernkurve [1–3]. Während für die laparoskopische Lymphadenektomie sowie für die Cholezystektomie 30 Eingriffe zur Überwindung der Lernkurve postuliert wurden [4, 5], so mögen für komplexere Interventionen, wie Fundoplicatio, Hernioraphie und Kolektomie, deutlich mehr Eingriffe erforderlich sein [3, 6–8]. Diesbezüglich geben Leibl et al. [3] bei transperitonealen, laparoskopischen Hernienoperationen als Ausdruck der Lernkurve an, daß die Komplikationsrate von 7,8 % für die 1. bis 500. Operation noch signifikant auf 2,8 % für die 2200. bis 2700. Operation gesenkt werden konnte. Diese Erkenntnisse unterstützen die Forderung nach einer gezielten Ausbildung für neue laparoskopische Operationsverfahren [9–11].

Noch deutlicher wird die Problematik bei der *Entwicklung* neuer minimal-invasiver Techniken. Hierbei wurden in den letzten Jahren neben der Adrenalektomie [12, 13], der Nephrektomie [14, 15] – auch für die Lebendnierenspende [16, 17] – verschiedene minimal-invasive Techniken für operative Eingriffe an der Wirbelsäule vorgestellt. Während der thorakoskopische Zugangsweg zur operativen Versorgung der Wirbelsäule aufgrund des relativ einfachen Zugangsweges raschen Eingang in die Klinik fand [18, 19], zeigten erste Ergebnisse zur Versorgung der lumbalen Lendenwirbelsäule, daß das endoskopische Verfahren höchste Ansprüche an den Operateur stellt

[20–22]. Hier muß der Etablierung der Technik an Simulator-, aber auch an Tiermodellen besondere Bedeutung beigemessen werden [23].

2.1 Entwicklung der laparoskopischen Wirbelsäulenchirurgie im Experiment

Es steht außer Frage, daß eine neue Operationsmethode zuerst sorgfältigst erarbeitet und evaluiert werden muß, bevor sie in die klinische Praxis übertragen wird. Die Verwendung eines Tiermodells zur Erarbeitung der Technik der laparoskopischen Wirbelkörperfusion ist der Verwendung von Simulatormodellen vorzuziehen, da die äußerst kritische Präparation des Retroperitoneums mit Aorta und V. cava zur Freilegung der Wirbelsäule wirklichkeitsnahe nur *in vivo* durchgeführt werden kann. So zeigten 1995 erste preliminäre Untersuchungen am Schwein, daß ein transperitonealer laparoskopischer Zugangsweg zur distalen Lendenwirbelsäule als realisierbar erachtet werden kann, während ein retroperitoneoskopischer Zugang zur lumbalen Wirbelsäule aufgrund der schwierigen anatomischen Gegebenheiten und dem Risiko der Blutung als nicht erfolgversprechend eingeschätzt wurde [24].

Die Etablierung des transperitonealen laparoskopischen Zugangs mit Fusion der Wirbelkörper ließ erkennen, daß für dieses komplexe Verfahren idealerweise ein laparoskopisch erfahrener Viszeralchirurg mit einem versierten Unfallchirurg bzw. Orthopäden Hand in Hand arbeiten sollten [23]. Unter diesen Vorraussetzungen kann die Technik erfolgreich erarbeitet und dann auch entsprechend zügig in die klinische Praxis umgesetzt werden [21].

Es bleibt weiterhin zu beachten, daß bei *Etablierung* einer derartig neuen Technik im Vergleich zur Ausbildung in einer *bereits etablierten* Technik die Lernkurve besonders deutlich wird. Aufgrund dessen muß empfohlen werden, daß das Verfahren im Experiment solange wiederholt wird, bis sich die Operateure im Vorgehen entsprechend sicher fühlen [23].

Der transperitoneale, laparoskopische Zugang zur Wirbelsäule ist durch die ventral gelegenen Gefäße auf die Region L4 bis S1 limitiert. Damit dient er hauptsächlich der Versorgung von degenerativen Bandscheibenerkrankungen, Spondilolysthesis etc. Die Versorgung von Frakturen, die zumeist im thorakolumbalen Übergang lokalisiert sind, erfordert einen lateralen Zugangsweg. Obwohl erste Versuche zur retroperitoneoskopischen Freilegung der Wirbelsäule im Tiermodell, wie bereits erwähnt, nicht erfolgreich waren [24], konnte mit verfeinerten Operationstechniken und entsprechender operativer Erfahrung am Schwein eindeutig gezeigt werden, daß die gesamte Lendenwirbelsäule (über den Bereich T12 bis S1) über einen lumboendoskopischen Zugang ohne Komplikationen dargestellt werden kann. Dies beinhaltet auch chirurgische Manöver wie Ausräumung von Bandscheibengewebe und Wirbelkörper sowie Einbringen eines Knochenblockes und Fusion der Wirbelkörper [25]. Wiederum erlaubte die Entwicklung dieser Technik im Tiermodell die erfolgreiche Umsetzung in der klinischen Praxis [26].

Neben der Entwicklung derartiger neuer Techniken ist es jedoch zusätzlich notwendig, im Experiment mögliche Komplikationen zu evaluieren und entsprechende Kriterien für ein rasches Erkennen solcher Komplikationen zu erarbeiten sowie ein rasches Vorgehen zur Korrektur der Komplikationen zu entwickeln. Bei retroperitoneoskopischem Zugang zur Wirbelsäule wie auch bei anderen lumboendoskopischen Eingriffen führt die Eröffnung des Zwerchfells zur Insufflation des Gases in den Thorax. Experimentelle Untersuchungen hierzu zeigen, daß eine ggf. bedrohliche kardiopulmonale Beeinträchtigung rasch anhand gängiger Blut- und Ventilationsparameter erkannt werden kann [27] und die Desufflation des Gases eine sofortige Normalisierung der kardiopulmonalen Funktion bewirkt [28]. Diese im Experiment erarbeiteten Erkenntnisse zu möglichen Komplikationen tragen bei nachfolgendem klinischen Einsatz der neuen Methoden entscheidend zur Sicherheit für den Patienten bei.

2.2 Ausbildung in laparoskopischer Wirbelsäulenchirurgie am Tiermodell

Auch wenn eine Vielzahl von Simulationsmodellen für die Ausbildung in der laparoskopischen Chirurgie vorgeschlagen wurde [29–32], so steht außer Zweifel, daß für die Ausbildung ganz bestimmter Techniken, insbesondere jener, die eine große Herausforderung für den Operateur darstellen, In-vivo-Modelle verwendet werden sollten [33–36]. Dies betrifft insbesondere die präparativen Schritte bei komplexen Operationen [34, 35], die sowohl für die laparoskopische Gallengangchirurgie [37–39], die Fundoplicatio [38], die Darmresektion [38, 40], die Hernienoperation [38, 41], aber auch die Splenektomie [38], die Nephrektomie [42], die retroperitoneale Gefäßchirurgie [43], thorakoskopische Eingriffe [44] und nicht zuletzt auch für die laparoskopisch und lumboskopisch durchgeführten Wirbelsäuleneingriffe geltend gemacht werden müssen [23, 45].

Zur Ausbildung in den Techniken der laparoskopischen Wirbelsäulenchirurgie führt die ALWH (Arbeitsgemeinschaft Laparoskopische Wirbelsäulenchirurgie) an der Universität des Saarlandes seit Januar 1995 kontinuierlich „hands-on" Trainingskurse durch. Die Teilnehmer rekrutieren sich sowohl aus der Viszeralchirurgie als auch aus der Unfallchirurgie, der Orthopädie, der Neurochirurgie und der Gefäßchirurgie [45]. Die Kurse beinhalten einen theoretischen Teil mit Diskussion des Hintergrunds der verschiedenen operativen Eingriffe und deren Indikationsstellung, Vorstellung des Instrumentariums und der Implantate sowie Videodemonstration der Eingriffe im Tiermodell und am Patienten.

Der zweite Teil der Kurse beinhaltet die Durchführung standardisierter Übungen am Laparoskopietrainer, insbesondere solcher, die für den später zu erlernenden Eingriff benötigt werden. Der dritte Teil des Kurses gibt dann den Kursteilnehmern die Möglichkeit, den Eingriff unter Anleitung in vivo am Schwein durchzuführen, wobei der Eingriff grundsätzlich mehrmals in unterschiedlicher Verantwortung (Operateur, Assistenzkameraführung, Instrumentierung) abgeleistet werden sollte.

Optional bieten die Kurse einen vierten Teil, der eine Live-OP am Patienten beinhaltet. Hierbei wird vor Ort die Diskussion mit dem Operateur während der Operation zum detaillierten schrittweisen Vorgehen ermöglicht.

Wenn auch vielerseits die Durchführung derartiger Kurse als äußerst positiv und benefiziell für den später zu operierenden Patienten eingeschätzt wird, so überrascht, daß nur wenig Berichte zur Effektivität solcher Trainingskurse für minimalinvasive Chirurgie vorliegen. Während vor einigen Jahren hauptsächlich die Entwicklung solcher Ausbildungskurse und modularer Trainingseinheiten im Vordergrund stand [23, 46, 47], so findet in jüngster Zeit jedoch in der Tat die Kontrolle der Effektivität dieser Ausbildungsprogramme mehr und mehr Interesse. Dies betrifft sowohl die Einführung standardisierter Meßmethoden zur objektiven Analyse laparoskopisch-chirurgischer Fähigkeiten [29, 48, 49] als auch die Evaluation der Verbesserung der laparoskopisch-chirurgischen Fähigkeiten während des Trainingsprogrammes [50–53] und die Beurteilung des Benefits des Trainings für die spätere klinische Praxis [45, 47]. In der Tat zeigen diese Untersuchungen, daß die Meßmethoden zur Beurteilung des Lernens objektiv verwendbar sind [29, 48, 50, 51] und daß die Kurse die laparoskopisch-chirurgischen Fähigkeiten in der späteren klinischen Praxis verbessern [54]. Zusätzlich kann nachgewiesen werden, daß die Teilnahme an In-vitro- und In-vivo-Trainingsprogrammen die klinische Einführung neuer, komplexer laparoskopisch-chirurgischer Techniken deutlich unterstützt [44, 45].

Die Überprüfung der Effektivität der Trainingskurse für laparoskopische Wirbelsäulenchirurgie der ALWH umfaßte 72 Chirurgen aus 50 verschiedenen Zentren in Deutschland, England, Schweden, den Niederlanden, Belgien, Luxemburg, Frankreich, Schweiz, Griechenland, Israel, Japan und den Vereinigten Staaten [45]. Sie erfolgte 1,5 bis 2,5 Jahre nach Kursteilnahme und zeigte, daß mehr als 40 % der am Trainingsprogramm teilnehmenden Zentren die Technik der laparoskopischen Wirbelsäulenchirurgie erfolgreich in die Klinik einführen konnten [45]. Auffälligerweise waren Zentren, die mit einem Team (Viszeralchirurg und Unfallchirurg bzw. Orthopäde) am Kurs teilnahmen, in der späteren Umsetzung am Patienten deutlich erfolgreicher als Zentren, die nur durch einen Kursteilnehmer vertreten waren [45].

Des weiteren zeigte sich, daß Teilnehmer aus Universitätskliniken später die Technik häufiger zur klinischen Anwendung bringen konnten, was auf die Notwendigkeit einer speziellen Infrastruktur für dieses komplexe, interdisziplinäre

Vorgehen hinweist [45]. Nahezu alle Kursteilnehmer (98,3 %) empfanden, daß vor Einführung eines derart herausfordernden laparoskopischen Eingriffs in die Klinik zuerst Trainingsprogramme in Großtiermodellen absolviert werden sollten [45].

2.3 Perspektiven

Die Modifikation und Entwicklung neuer Instrumentarien und Implantate wird auch in Zukunft die laparoskopische/endoskopische Wirbelsäulenchirurgie weiter vorantreiben. Unzweifelhaft wird dies mit der Einführung versatiler Robotersysteme und computergestützter Strategien Hand in Hand gehen. Auch hier werden sowohl für die Entwicklung als auch für die spätere Ausbildung entsprechend differenzierte experimentelle Programme erforderlich sein, bevor die Techniken in die klinische Praxis überführt werden können. Virtuelle Ausbildungsprogramme aus anderen Bereichen der laparoskopischen Chirurgie sind schon heute routinemäßig etabliert [55–58].

2.4 Zusammenfassung

Die vorliegenden Erfahrungen zeigen, daß zur erfolgreichen Entwicklung und Ausbildung in der laparoskopischen Wirbelsäulenchirurgie experimentelle Modelle erforderlich sind. Nur so kann eine für den Patienten sichere Einführung in den klinischen Alltag gewährleistet werden. Auffälligerweise ergibt die Überprüfung der Effektivität derartiger Ausbildungsprogramme, daß für laparoskopische Eingriffe an der Wirbelsäule interdisziplinäres Arbeiten zwischen laparoskopisch erfahrenen Viszeralchirurgen und in der Osteosynthese bewanderten Unfallchirurgen bzw. Orthopäden erforderlich ist. Bei zusätzlich vorhandener klinischer Infrastruktur kann dann allerdings die Technik in idealer Weise dem Patienten als minimal-invasiver Eingriff zugute kommen.

Literatur

1. Richardson MC, Bell G, Fullarton GM (1996) Incidence and nature of bile duct injuries following laparoscopic cholecystectomy: an audit of 5913 cases. West of Scotland Laparoscopic Cholecystectomy Audit Group. Br J Surg 83:1356–1360
2. Bennett CL, Stryker SJ, Ferreira MR, Adams J, Beart RW Jr (1997) The learning curve for laparoscopic colorectal surgery. Preliminary results from a prospective analysis of 1194 laparoscopic-assisted colectomies. Arch Surg 132:41–44
3. Leibl BJ, Schmedt CG, Schwarz J, Daubler P, Kraft K, Schlossnickel B, Bittner R (1998) A single institution's experience with transperitoneal laparoscopic hernia repair. Am J Surg 175:446–451
4. Guazzoni G, Montorsi F, Bergamaschi F, Bellinzoni P, Centemero A, Consonni P, Rigatti P (1994) Open surgical revision of laparoscopic pelvic lymphadenectomy for staging of prostate cancer: the impact of laparoscopic learning curve. J Urol 151:930–933
5. Moore MJ, Bennett CL (1995) The learning curve for laparoscopic cholecystectomy. The Southern Surgeons Club. Am J Surg 170:55–59
6. Harris SC (1996) Laparoscopic antireflux surgery. Am J Surg 171:482–484
7. Soot SJ, Eshraghi N, Farahmand M, Sheppard BC, Deveney CW (1999) Transition from open to laparoscopic fundoplication: the learning curve. Arch Surg 134:278–281
8. Wishner JD, Baker JW Jr, Hoffman GC, Hubbard GW 2nd, Gould RJ, Wohlgemuth SD, Ruffin WK, Melick CF (1995) Laparoscopic-assisted colectomy. The learning curve. Surg Endosc 9:1179–1183
9. See WA, Cooper CS, Fisher RJ (1993) Predictors of laparoscopic complications after formal training in laparoscopic surgery. JAMA 270:2689–2692
10. Watson DI, Baigrie RJ, Jamieson GG (1996) A learning curve for laparoscopic fundoplication. Definable, avoidable, or a waste of time? Ann Surg 224:198–203
11. Gates EA (1997) New surgical procedures: can our patients benefit while we learn? Am J Obstet Gynecol 176:1293–1298
12. Stoker ME, Patwardhan N, Maini BS (1995) Laparoscopic adrenal surgery. Surg Endosc 9:387–390
13. Deans GT, Kappadia R, Wedgewood K, Royston CM, Brough WA (1995) Laparoscopic adrenalectomy. Br J Surg 82:994–995
14. Clayman RV, Kavoussi LR, McDougall EM, Soper NJ, Figenshau RS, Chandhoke PS, Albala DM (1992) Laparoscopic nephrectomy: a review of 16 cases. Surg Laparosc Endosc 2:29–34
15. Kerbl K, Figenshau RS, Clayman RV, Chandhoke PS, Kavoussi LR, Albala DM, Stone AM (1993) Retroperitoneal laparoscopic nephrectomy: laboratory and clinical experience. J Endourol 7:23–26
16. Ratner LE, Ciseck LJ, Moore RG, Cigarroa FG, Kaufman HS, Kavoussi LR (1995) Laparoscopic live donor nephrectomy. Transplantation 60:1047–1049
17. Flowers JL, Jacobs S, Cho E, Morton A, Rosenberger WF, Evans D, Imbembo AL, Bartlett ST (1997) Comparison of open and laparoscopic live donor nephrectomy. Ann Surg 226:483–489
18. Hertlein H, Hartl WH, Dienemann H, Schurmann M, Lob G (1995) Thoracoscopic repair of thoracic spine trauma. Eur Spine J 4:302–307
19. Bühren V, Beisse R, Potulski M (1997) Minimally invasive ventral spondylodesis in injuries to the thoracic and lumbar spine. Chirurg 68:1076–1084
20. Zucherman JF, Zdeblick TA, Bailey SA, Mahvi D, Hsu KY, Kohrs D (1995) Instrumented laparoscopic spinal fusion. Preliminary Results. Spine 20:2029–2034
21. Olinger A, Hildebrandt U, Pistorius G, Lindemann W, Menger MD (1996) Laparoscopic 2-level fusion of the lumbar spine with Bagby and Kuslich implants. Chirurg 67:348–350
22. Olsen D, McCord D, Law M (1996) Laparoscopic discectomy with anterior interbody fusion of L5-S1. Surg Endosc 10:1158–1163
23. Hildebrandt U, Pistorius G, Olinger A, Menger MD (1996) First experience with laparoscopic spine fusion in an experimental model in the pig. Surg Endosc 10:143–146
24. Southerland SR, Remedios AM, McKerrell JG, Litwin D (1995) Laparoscopic approaches to the lumbar vertebrae. An anatomic study using a porcine model. Spine 20:1620–1623
25. Olinger A, Hildebrandt U, Vollmar B, Feifel G, Mutschler W, Menger MD (1999) Laparoscopic-transperitoneal and lumboscopic-retroperitoneal surgery of the spine. Developments from animal experiments for use in clinical practice. Zentralbl Chir 124:311–317
26. Olinger A, Hildebrandt U, Mutschler W, Menger MD (1999) First clinical experience with an endoscopic retroperitoneal approach for anterior fusion of lumbar spine fractures from levels T12 to L5. Surg Endosc 13:1215–1219
27. Vollmar B, Olinger A, Hildebrandt U, Menger MD (in press) Reliable non-invasive parameters for early detection of CO_2-thoraco-retroperitoneum-induced cardiopulmonary dysfunction in minimally invasive thoraco-lumboendoscopic spine surgery. Surg Endosc
28. Vollmar B, Olinger A, Hildebrandt U, Menger MD (1999) Cardiopulmonary dysfunction during minimally-invasive thoraco-lumboendoscopic spine surgery. Anesth Analg 88:1244–1251
29. Chung JY, Sackier JM (1998) A method of objectively evaluating improvements in laparoscopic skills. Surg Endosc 12:1111–1116
30. Schwaitzberg SD, Connolly RJ, Sant GR, Reindollar R, Cleveland RJ (1996) Planning, development,

and execution of an international training program in laparoscopic surgery. Surg Laparosc Endosc 6:10–15

31. Shapiro SJ, Gordon LA, Daykhovsky L, Senter N (1994) The laparoscopic hernia trainer. The role of a life-like trainer in laparoendoscopic education. Endosc Surg Allied Technol 2: 66–68

32. Sackier JM, Berci G, Paz-Partlow M (1991) A new training device for laparoscopic cholecystectomy. Surg Endosc 5:158–159

33. Henkel TO, Potempa DM, Rassweiler J, Manegold BC, Alken P (1993) Lap simulator, animal studies, and the Laptent. Bridging the gap between open and laparoscopic surgery. Surg Endosc 7:539–543

34. Wolfe BM, Szabo Z, Moran ME, Chan P, Hunter JG (1993) Training for minimally invasive surgery. Need for surgical skills. Surg Endosc 7:93–95

35. Clerici T, Lange J, Zerz A, Beller S, Szinicz G, Losert UO, Siegl H, Fugger R (1995) Educational opportunities in minimally invasive surgery. Wien Klin Wochenschr 107:43–48

36. Kopchok GE, Cavaye DM, Klein SR, Mueller MP, Lee JL, White RA (1993) Endoscopic surgery training: application of an in vitro trainer and in vivo swine model. J Invest Surg 6:329–337

37. Watson DI, Treacy PJ, Williams JA (1995) Developing a training model for laparoscopic common bile duct surgery. Surg Endosc 9:1116–1118

38. Srinivasan A, Trus TL, Conrad AJ, Scarbrough TJ (1999) Common laparoscopic procedures in swine: a review. J Invest Surg 12:5–14

39. Schob OM, Day PW, Josloff RK, Zucker KA (1996) An experimental teaching model for laparoscopic choledochojejunostomy. Surg Laparosc Endosc 6: 341–347

40. Böhm B, Milsom JW (1994) Animal models as educational tools in laparoscopic colorectal surgery. Surg Endosc 8:707–713

41. Garcia-Ruiz A, Naitoh T, Gagner M (1998) A porcine model for laparoscopic ventral hernia repair. Surg Laparosc Endosc 8:35–39

42. Henkel TO, Potempa DM, Rassweiler J, Frede T, Stock C, Alken P (1994) Experimental studies for clinical standardization of transabdominal laparoscopic nephrectomy. Eur Urol 25:55–61

43. Jones DB, Thompson RW, Soper NJ, Olin JM, Rubin BG (1996) Development and comparison of transperitoneal and retroperitoneal approaches to laparoscopic-assisted aortofemoral bypass in a porcine model. J Vasc Surg 23:466–471

44. Klotz HP, Gresser J, Weder W (1995) Thoracoscopic surgery–experiences with a practical training course using an animal models. Chirurg 66: 519–521

45. Olinger A, Pistorius G, Lindemann W, Vollmar B, Hildebrandt U, Menger MD (1999) Effectiveness

of a hands-on training course for laparoscopic spine surgery in a porcine model. Surg Endosc 13: 118–122

46. Shapiro SJ, Paz-Partlow M, Daykhovsky L, Gordon LA (1996) The use of a modular skills center for the maintenance of laparoscopic skills. Surg Endosc 10: 816–819

47. Morino M, Festa V, Garrone C (1995) Survey on Torino courses. The impact of a two-day practical course on apprenticeship and diffusion of laparoscopic cholecystectomy in Italy. Surg Endosc 9: 46–48

48. Rosser JC Jr, Rosser LE, Savalgi RS (1998) Objective evaluation of a laparoscopic surgical skill program for residents and senior surgeons. Arch Surg 133:657–661

49. Hanna GB, Frank TG, Cuschieri A (1997) Objective assessment of endoscopic knot quality. Am J Surg 174:410–413

50. Mori T, Hatano N, Maruyama S, Atomi Y (1998) Significance of „hands-on training“ in laparoscopic surgery. Surg Endosc 12:256–260

51. Melvin WS, Johnson JA, Ellison EC (1996) Laparoscopic skills enhancement. Am J Surg 172: 377–379

52. Rosser JC, Rosser LE, Savalgi RS (1997) Skill acquisition and assessment for laparoscopic surgery. Arch Surg 132:200–204

53. Derossis AM, Fried GM, Abrahamowicz M, Sigman HH, Barkun JS, Meakins JL (1998) Development of a model for training and evaluation of laparoscopic skills. Am J Surg 175:482–487

54. See WA, Cooper CS, Fisher RJ (1993) Predictors of laparoscopic complications after formal training in laparoscopic surgery. JAMA 270:2689–2692

55. Wilson MS, Middlebrook A, Sutton C, Stone R, McCloy RF (1997) MIST VR: a virtual reality trainer for laparoscopic surgery assesses performance. Ann R Coll Surg Engl 79:403–404

56. Downes M, Cavusoglu MC, Gantert W, Way LW, Tendick F (1998) Virtual environments for training critical skills in laparoscopic surgery. Stud Health Technol Inform 50:316–322

57. Gallagher AG, McClure N, McGuigan J, Crothers I, Browning J (1999) Virtual reality training in laparoscopic surgery: a preliminary assessment of minimally invasive surgical trainer virtual reality (MIST VR). Endoscopy 31:310–313

58. Taffinder N, Sutton C, Fishwick RJ, McManus IC, Darzi A (1998) Validation of virtual reality to teach and assess psychomotor skills in laparoscopic surgery: results from randomised controlled studies using the MIST VR laparoscopic simulator. Stud Health Technol Inform 50: 124–130

3 Endoskopische Operationen an der Wirbelsäule

3.1 Indikationen (Abb. 3.1)

3.1.1 Wirbelkörperfrakturen

Das Ziel der operativen Frakturbehandlung ist die Reposition der Deformität, die Beseitigung der Rückenmarkkompression und die Stabilisierung der Wirbelsäule. Der endoskopische ventrale Zugang zur Wirbelsäule ist nichts anderes als eine Modifikation des Zugangsweges. Er berührt nicht die Indikation für die ventrale Spondylodese. Aber er bietet Ergänzungen und Alternativen zu indizierten offenen vorderen Stabilisierungen. In der offenen Chirurgie werden für die einzelnen Abschnitte der Brust- und Lendenwirbelsäule folgende Zugänge empfohlen [1]:

T4–T10	Rechtsseitige, laterale Thorakotomie im 4. Interkostalraum oder nach Resektion der 5. Rippe
T10–L1	Linksseitige, tiefe laterale Thorakotomie im 10. Interkostalraum
T12–L3	Thorakophrenolumbotomie
L2–L5	Linksseitige Lumbotomie

Das endoskopische Verfahren macht die Thorakotomie, die Lumbotomie und insbesondere die Thorakophrenolumbotomie entbehrlich. Im thorakolumbalen Übergangsbereich (T11–L2), wo die Zugangsmorbidität am höchsten ist, liegen 62–74% der Frakturen [1, 6]. Funktionseinschränkungen, auch beim Lungengesunden, und Interkostalneuralgien resultieren aus der Thorakotomie. Relaxationen der Muskulatur und Bauchwandhernien können Folgen der lumbalen Schnittführung sein.
Ein weiterer Ansatzpunkt die bekannte postoperative Rekyphosierung trotz ursprünglich befriedigender intraoperativer Reposition. Schon 1986 teilte Daniaux [2] mit, daß nach Ablauf des er-

sten postoperativen Jahres ein Korrekturverlust von über 10° eintrat. Daran hatte nach seiner Vorstellung zu 30% der frakturierte Wirbelkörper und zu 70% die zerstörte Bandscheibe teil. Eysel et al. [3] bestätigten, daß 2 Drittel der postoperativen Kyphosierung im Bereich der verletzten Bandscheibe ablaufen. Die Lösung des Problems wurde in der Kombination aus dorsaler Stabilisierung und transpedikulärer Spongiosaplastik gesucht [2]. Nach alleiniger Stabilisierung mit dem Fixateur interne betrug der Korrekturverlust nach 53 Monaten bis zu 13%, in Kombination mit der transpedikulären Spongiosaplatik 2–3% [7].
Die günstigen Ergebnisse nach transpedikulärer Spongiosaplastik waren jedoch kurzfristige Resultate und konnten nicht bestätgt werden [5]. Die besten Ergebnisse im Hinblick auf die anatomische Ausrichtung der Wirbelsäule zeigt die kombinierte Frakturversorgung von dorsal und ventral [1, 4]. Nach Blauth [1] sind die Vorteile des Kombinationsverfahrens:

- die hervorragenden Möglichkeiten der Reposition von Fehlstellungen und die Stabilisierung aller Verletzungstypen mit transpedikulären Implantaten von dorsal;
- die vollständige Dekompression von ventral;
- die Abstützung und sichere knöcherne Fusion mit Knochenspänen in einem guten Knochenlager von ventral.

Das kombinierte Verfahren kann zweizeitig oder einzeitig [9] erfolgen. Wir sehen in der Kombination aus der dorsalen Stabilisierung mit dem Fixateur interne und der endoskopischen ventralen Ausräumung der Bandscheibe mit Knochenspanüberbrückung des Defektes die optimale Lösung, eine spätere Kyphosierung zu verhindern [8].

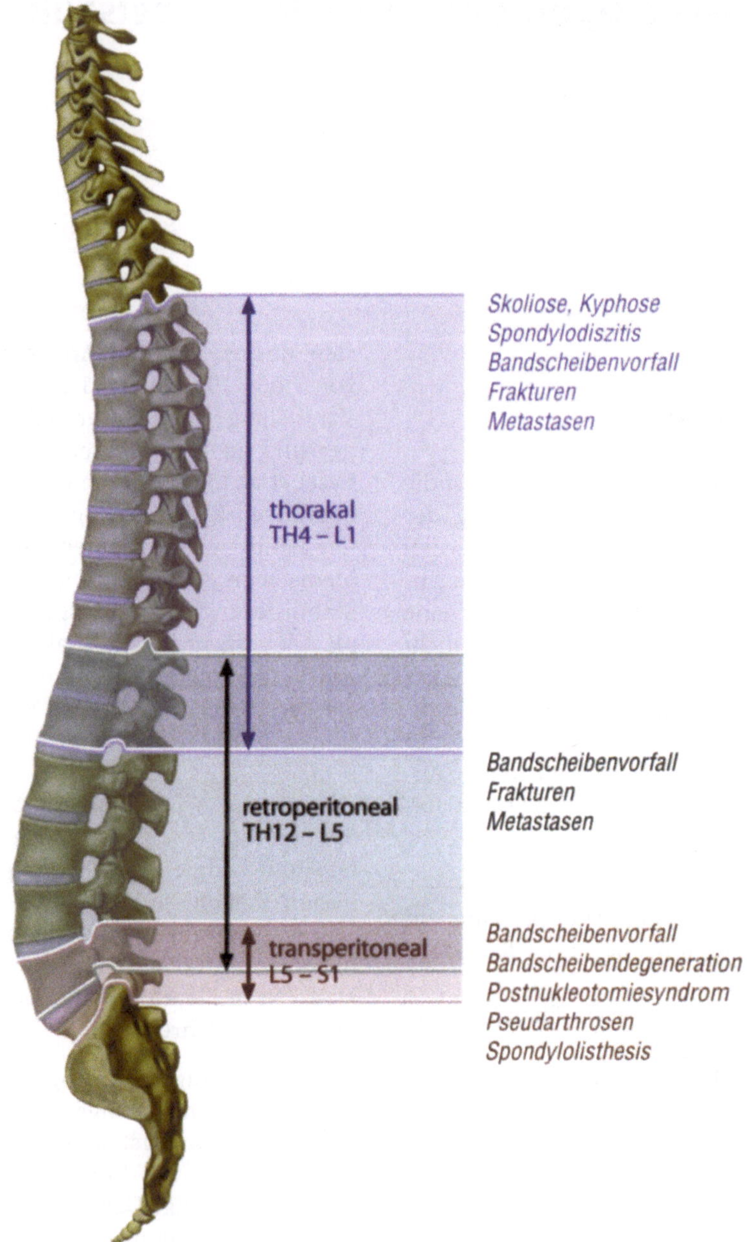

Abb. 3.1. Indikationen für endoskopische Operationen an der Wirbelsäule

3.1.2 Bandscheibenprolaps, Bandscheibendegeneration

Für die Fusion des letzten lumbalen Bewegungssegmentes ist das endoskopische Vorgehen schon deswegen geeignet, weil der Bereich L5/S1, mit welcher Methode auch immer, prinzipiell von ventral am besten erreicht wird. Der endoskopische transperitoneale Weg ist in erster Linie eine Zugangsvariante, da die verwendeten Cages auch offen eingesetzt werden können. Wir sehen die Vorteile des endoskopischen Zuganges in der Übersichtlichkeit des großen Raumes, in der Vergrößerung von Details und in der Routine und Sicherheit die die Laparoskopie in einem Jahrzehnt breiter Anwendung erreicht hat. Es steht außer Frage, daß die Indikation für die Fusion neutral betrachtet werden muß und keineswegs durch eine „moderne" Technik aufgeweicht werden darf.

3.1.3 Wirbelkörpermetastasen

Das Ziel der chirurgischen Behandlung von Wirbelkörperzerstörungen durch Metastasen ist die Schmerzlinderung, die Verhinderung pathologischer Frakturen und das Hinauszögern neurologischer Ausfälle. In dem palliativen Therapiekonzept ist neben der Strahlen- und Chemotherapie die chirurgische Stabilisierung eine Säule. Die eingeschränkte Lebenserwartung der Patienten erfordert frühzeitige palliative Maßnahmen, wenn dadurch größerer Schaden abgewendet werden kann.

Wenn ein kombiniertes ventrodorsales Vorgehen indiziert ist, kann der thorakoskopische Zugang erwogen werden. Die Erfahrungen auf diesem Gebiet sind gering, aber wegen des palliativen Charakters vielversprechend. Vorstellbar ist die thorakoskopische Tumorverkleinerung, die Dekompression des Spinalkanals und die Rekonstruktion durch das Einfügen eines Platzhalters.

Literatur

1. Blauth M, Knop C, Bastian L (1998) Brust- und Lendenwirbelsäule. In: Tscherne H, Blauth M (Hrsg) Tscherne Unfallchirurgie Wirbelsäule. Springer, Berlin Heidelberg New York Tokyo, S 241–312
2. Daniaux H (1986) Transpedikuläre Reposition und Spongiosaplastik bei Wirbelkörperbrüchen der unteren Brust- und Lendenwirbelsäule. Unfallchirurg 89:197–213
3. Eysel P, Rompe JD, Hopf C, Meinig G (1994) Die Bedeutung der Bandscheibe für den Repositionsverlust operativ stabilisierter Frakturen der Rumpfwirbelsäule. Unfallchirurg 97:451–457
4. Feil J, Wörsdörfer O (1992) Ventrale Stabilisierung im Bereich der Brust- und Lendenwirbelsäule. Chirurg 63:856–865
5. Knop C, Blauth M, Bastian L, Lange U, Becker T, Tscherne H (1997) Frakturen der thorakolumbalen Wirbelsäule – Spätergebnisse nach dorsaler Instrumentierung und ihre Konsequenzen. Unfallchirurg 100:630–639
6. Magerl F, Engelhardt P (1994) Brust- und Lendenwirbelsäule – Verlaufsformen. In: Witt AN, Rettig H, Schlegel KF (Hrsg) Orthopädie in Praxis und Klinik. Spezielle Orthopädie (Wirbelsäule – Thorax – Becken). Thieme, Stuttgart, S 3.82–3.132
7. Mayer H, Schaaf D, Kudernatsch M (1992) Der Einsatz des Fixateur interne bei Verletzungen der Brust- und Lendenwirbelsäule. Chirurg 63:944–949
8. Olinger A, Hildebrandt U, Mutschler W, Menger MD (1999) First clinical experience with an endoscopic retroperitoneal approach for anterior fusion of lumbar spine fractures from levels T12 to L5. Surg Endosc 13:1215–1219
9. Shufflebarger HL, Grimm JO, Bui V, Thomson JD (1991) Anterior and posterior spinal fusion. Staged versus sameday surgery. Spine 16:930–933

3.2 Brustwirbelsäule

3.2.1 Thorakoskopischer Zugang zur Brustwirbelsäule: thorakoskopische Spondylodese von Wirbelkörperfrakturen (T4–L1)

3.2.1.1 Indikationen

- Skoliose, Kyphose
- Spondylodiszitis
- Tumoren
- Bandscheibenvorfall
- Frakturen

3.2.1.2 Kontraindikationen

- Vorausgegangene offene Thorakotomien
- Vorausgegangene Operationen an den herznahen Gefäßen
- Lungentumoren

3.2.1.3 Technik

Vorbereitung. Patienten mit instabilen Frakturen der Wirbelsäule werden unmittelbar chirurgisch behandelt. Als Notfallmaßnahme wird die Fraktur mit dem Fixateur interne aufgerichtet und stabilisiert. Bei computertomographisch nachgewiesener Kompression des Spinalkanals erfolgt die Dekompression von dorsal durch Ligamentotaxis im Rahmen der Distraktion oder, falls notwendig durch Hemilaminektomie von dorsal.

Postoperativ, nach Erholung des Patienten, wird mittels MRT die suffiziente Dekompression des Spinalkanals überprüft. Eine zuverlässige Aussage zur Bandscheibenläsion konnte uns diese Untersuchung nicht geben. Damit fehlte die Entscheidungsgrundlage zur Notwendigkeit der ventralen Spondylodese. Daraufhin stellten wir die Indikation für ein kombiniertes ventrales Vorgehen mittels der im CT dargestellten Deckplattenverwerfung, als indirektes Zeichen für die Bandscheibenläsion. Die endgültige Entscheidung, ob eine oder beide angrenzenden Bandscheiben ersetzt werden müssen, fiel dann beim endoskopischen Zweiteingriff durch die intraoperative Diskographie.

Inzwischen wird diese Fragestellung bei uns dadurch beantwortet, daß standardisiert beim Ersteingriff nach der Einbringung des Fixateurs

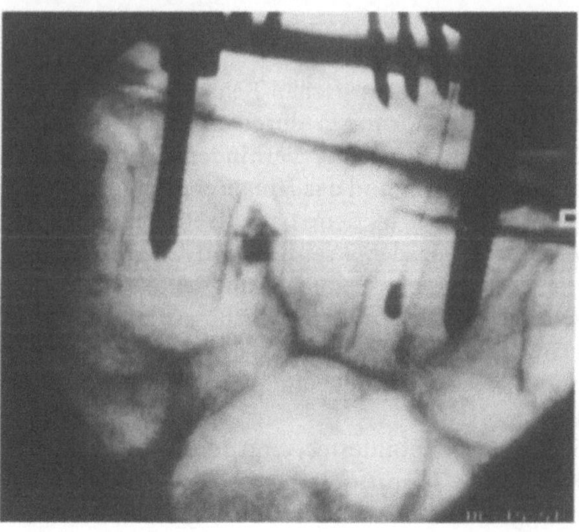

Abb. 3.2. Intraoperative Diskographie. Das Kontrastmittel tritt aus dem Nucleus pulposus der zerstörten Bandscheibe aus und in die Frakturzone über (*links*). Die kaudale Bandscheibe (*rechts*) ist intakt

eine Diskographie von dorsal durchgeführt wird, die uns eine sichere Aussage zur Bandscheibenintegrität gibt (Abb. 3.2). Sind beide Bandscheiben intakt, so erfolgt mit der Fixateur-interne-Stabilisierung die transpedikuläre intrakorporale Spongiosaplastik als endgültige Versorgung. Bei Bandscheibenbeteiligung liegt mit der Diskographie die Indikation zur mono- oder bisegmentalen Spondylodese fest, die elektiv zweizeitig erfolgt.

Der Zeitpunkt des Zweiteingriffs an der Wirbelsäule ist vom Zustand des Patienten und der Versorgung von Begleitverletzungen abhängig. Meist liegen nur wenige Tage dazwischen. Am Vortag der Operation wird der Intestinaltrakt gereinigt. Die linke Axilla wird enthaart. Zur Durchführung der Einlungenbeatmung wird mit einem Doppellumentubus intubiert.

Lagerung. Der Patient ist streng rechtsseitig gelagert. Das rechte Bein ist gestreckt, das linke angewinkelt. Der linke Arm wird vor dem Kopf auf einer Stütze gelagert. Unter dem Brustkorb liegt ein Kissen, um die seitliche Krümmung auszugleichen. Der Patient ist derart auf dem Operationstisch gelagert, daß der Brustkorb aufgeklappt werden kann und die Säule des Tisches dem C-Bogen nicht im Wege steht. Vor der sterilen Abdeckung wird der frakturierte Wirbelkörper gemeinsam mit den benachbarten intakten unter Durchleuch-

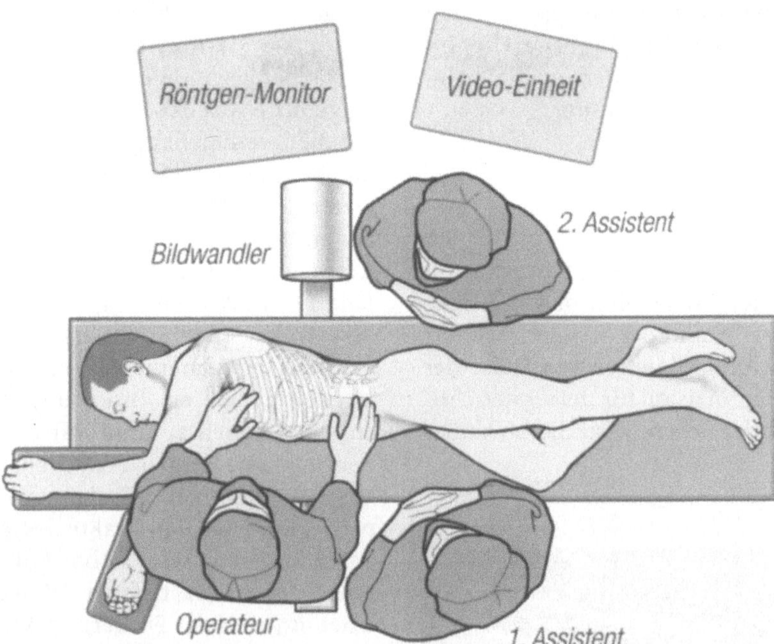

Abb. 3.3. Thorakoskopischer Zugang. Lage des Patienten auf dem Operationstisch, Positionierung des Operationsteams und Anordnung der Geräte

tung auf der Haut angezeichnet. Auch die Kontur der Zwerchfellkuppel wird auf der Haut markiert.

Positionierung des Operationsteams. Ein endoskopisch erfahrener Chirurg, ein Wirbelsäulenchirurg, ein Assistent und die Op.-Schwester bilden das Team. Der Assistent steht hinter dem seitlich gelagerten Patienten in Höhe des Beckens. Die beiden Chirurgen stehen vor dem Brustkorb, der Wirbelsäulenchirurg fußwärts. Die Op.-Schwester steht hinter beiden und hat den Instrumentiertisch vor sich. Der C-Bogen, der Röntgenmonitor und der Videoturm stehen von links nach rechts in Blickrichtung der Operateure (Abb. 3.3).
Da wir die Operation jetzt unter der Kameraassistenz des Roboters durchführen, benötigen wir keinen Assistenten. Der Roboter wird kranial des Schultergelenkes an der Schiene des Operationstisches befestigt (s. Kap. 5).

Instrumentarium. Für die Thorakoskopie und die Instrumentierung der Wirbelkörperfraktur sind spezielle Trokare und Instrumente erforderlich (s. Übersicht und Abb. 3.4, 3.5). Sie wurden jüngst entwickelt und unter Mitwirkung der Erstanwender verbessert. Die Abstandsmarkierungen auf den Küretten und Meißeln wurden hervorgeho-

---

Instrumentarium für die thorakoskopische Spondylodese

- 30°-Optik (10 mm)
- 11-mm-Trokarhülsen, Stahl mit Gewinde (2)
- 11-mm-Trokarhülsen, Kunststoff flexibel (2)
- 10-mm-Fächerretraktor
- 5-mm-Präparierzange n. Kelly
- 5-mm-Präparierschere
- 10-mm-Clipapplikator
- 10-mm-Tupferzange
- 5-mm-Saug-/Spülrohr
- Raspatorium
- Raspel
- 7-mm-Meißel
- 10-mm-Meißel
- Ringkürette
- Kürette, scharf, löffelförmig, oval
- Kürette, scharf, löffelförmig, rund
- Knochenstanzen
- Rongeur
- Stößel
- Pfriem
- Distanzmeßinstrument
- Schraubendreher
- Motorfräse
- Ultracision (Ethicon Endo-Surgery)
  (Abb. 3.5)

ben, ein Distanzmeßinstrument für das Spanbett entworfen und ein effizienter Schraubendreher bis zur Perfektion modifiziert. Erweiterungen des Instrumentariums sind in Vorbereitung.

3.2.1.4 Operationsschritte

Plazieren der Trokare (Abb. 3.6). Zu Beginn der Operation muß sichergestellt sein, daß die linke Lunge nicht belüftet ist und der Patient relaxiert ist. In der hinteren Axillarlinie wird in Höhe der Skapulaspitze die Hautinzision für den ersten Trokar ausgeführt. Mit der Schere wird die Muskula-

tur gespreizt und die Pleura parietalis durchbohrt. Die erste 11-mm-Trokarhülse wird mit dem Schraubengewinde eingedreht und die 30°-Optik eingeführt. Aus der kranialen Position blickt man auf die Zwerchfellkuppel und den Recessus costodiaphragmaticus. Ventral des auf der Haut markierten frakturierten Wirbelkörpers wird auf der mittleren Axillarlinie ein 11-mm-Trokar mit Kunststoffgewinde eingedreht (Abb. 3.7).

Bei T12-Frakturen liegt die Eintrittsstelle für den Trokar tief im Rezessus. Um die intrathorakale Lage sicherzustellen, stechen wir vorher an der geplanten Insertionsstelle eine Kanüle ein. Auf gleicher Linie wird in Projektion auf den intakten kranial benachbarten Wirbelkörper ein weiterer 11-mm-Trokar mit flexiblem Schaft plaziert. Distal der Fraktur wird der 4. Trokar, aus Stahl, eingesetzt (Abb. 3.8). Bei T12-Frakturen liegt er im tiefsten Winkel des Rezessus. Über ihn wird der Fächerretraktor eingeführt und die Zwerchfellkuppel bauchhöhlenwärts gehalten.

Präparation des Operationsfeldes. Die 30°-Optik wird auf den kranial des frakturierten Wirbelkör-

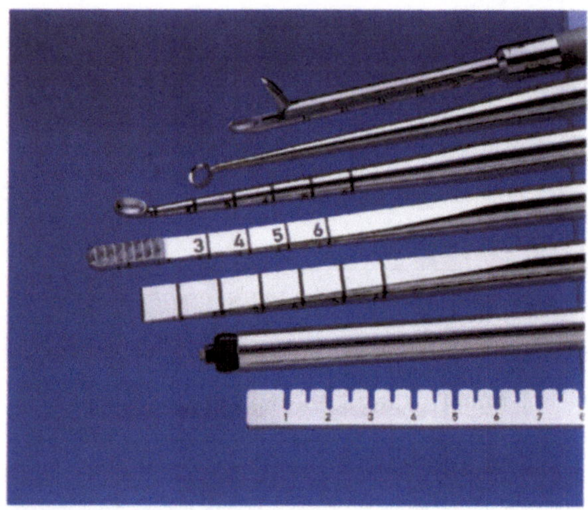

Abb. 3.4. Instrumentarium für die thorakoskopische Spondylodese (Auswahl). *Von oben nach unten:* Rongeur, Ringkürette, Raspel, Löffel, Meißel, Schraubendreher, Distanzmeßinstrument (Karl Storz, Tuttlingen)

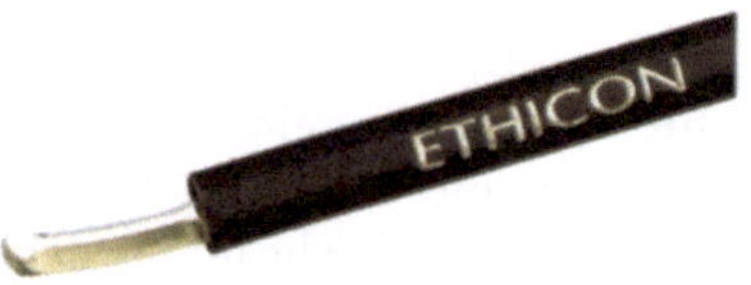

Abb. 3.5. Neueste Version des Ultraschallmessers (Ultracision, Ethicon Endo-Surgery)

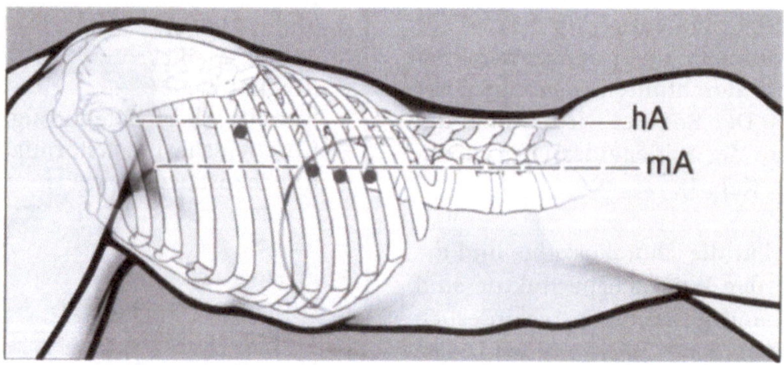

Abb. 3.6. Thorakoskopischer Zugang: Anordnung der Trokare für die thorakoskopische Spondylodese. *mA* mittlere Axillarlinie; *hA* hintere Axillarlinie; ● Trokarposition

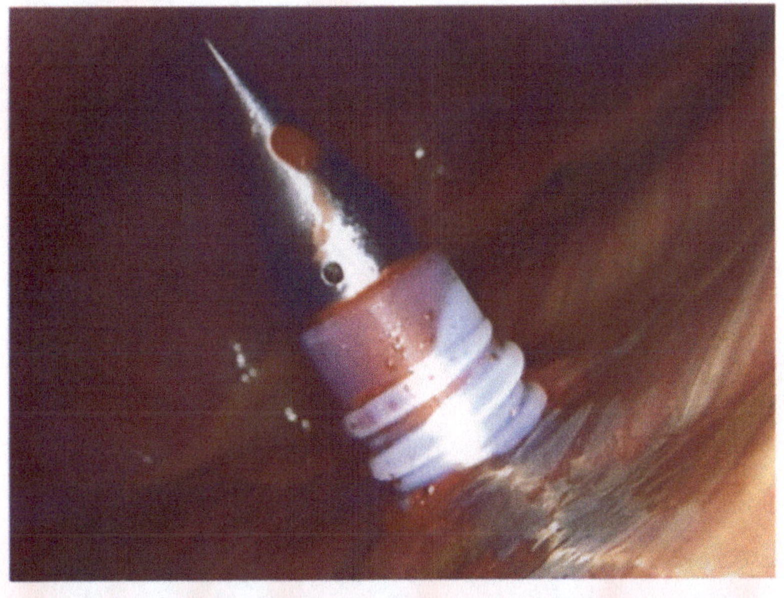

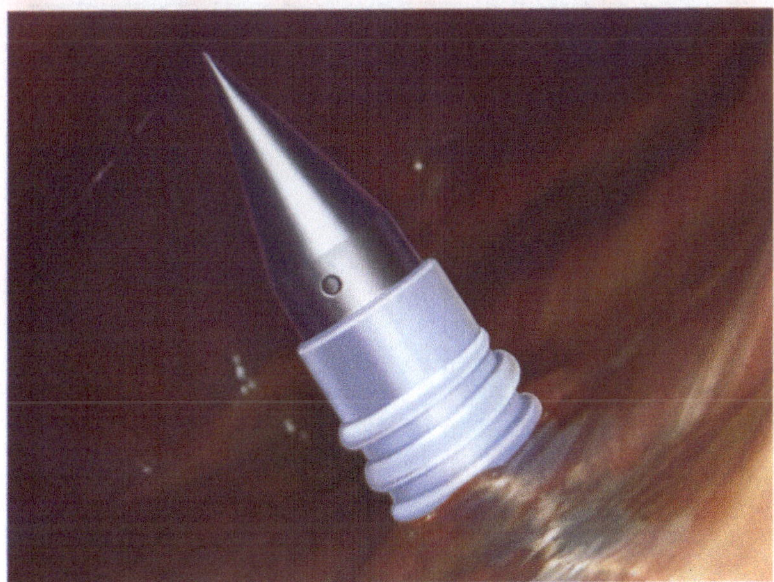

Abb. 3.7. Trokar mit Kunststoffschaft auf der mittleren Axillarlinie (Karl Storz, Tuttlingen)

pers gerichteten Trokar umgesetzt und der Roboterarm eingerichtet. Im Blickfeld liegt die Brustwirbelsäule horizontal, ventral davon pulsiert die Aorta. Unter Durchleuchtung wird die Vorderkante des frakturierten Wirbelkörpers eingestellt und auf der anliegenden Pleura markiert. Die Trokare mit dem flexiblen Kunststoffschaft stellen dabei unter Durchleuchtung kein Hindernis dar. Mit dem Ultraschallmesser wird jetzt die Pleura parietalis von der Mitte des kranialen bis zur Mitte des distalen intakten Wirbelkörpers inzidiert und mit dem Präpariertupfer dorsal- und ventralwärts abgeschoben.

Nach dem Abschieben von Pleura und Bindegewebe werden in den Tälern der Wirbelkörper die Interkostalarterien und -venen sichtbar. Anteile des Truncus symphaticus, die den zu instrumentierenden Wirbelkörper überkreuzen, werden mit dem Ultraschallmesser durchtrennt. Die Gefäße über der Fraktur werden mobilisiert.

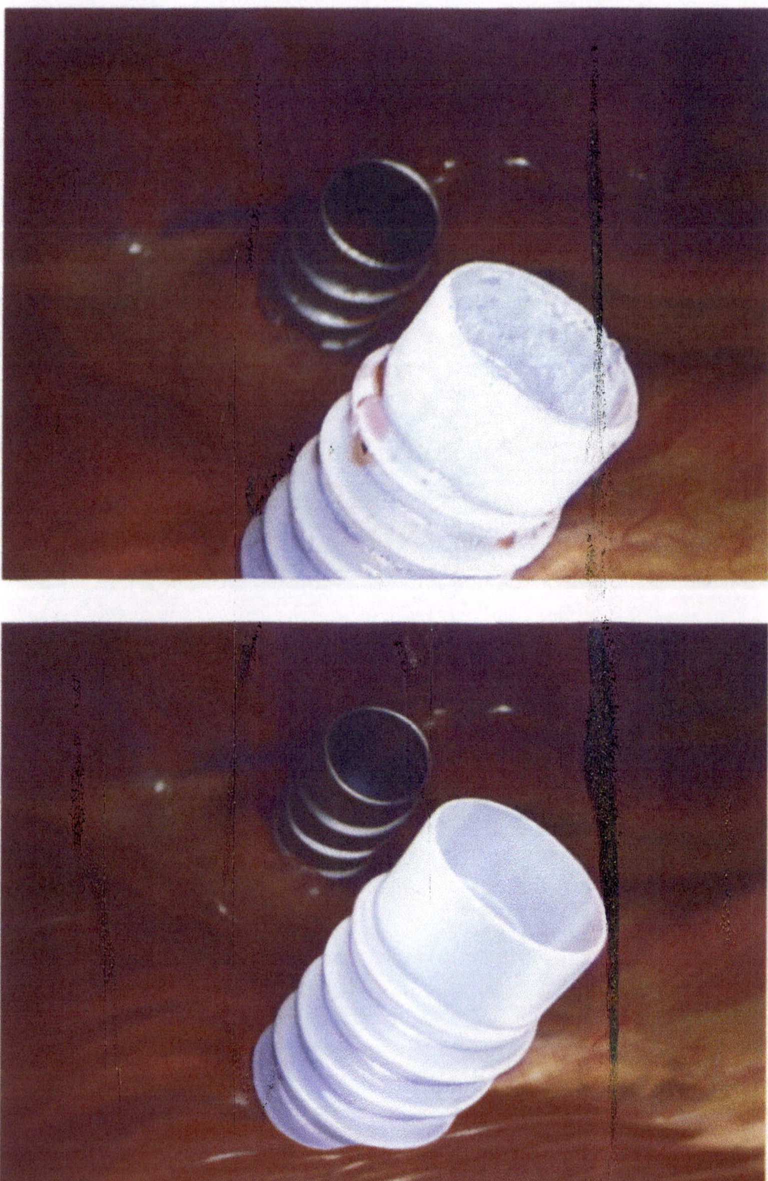

Abb. 3.8. Stahl- und Kunststofftrokar auf der mittleren Axillarlinie (Karl Storz, Tuttlingen)

Dafür eignet sich als Zugang der Trokar unter der Skapulaspitze. Von hier aus werden die Gefäße mit der Präparierschere unterfahren und bis zur Vorder- und Hinterkante des Wirbelkörpers mobilisiert. Über den gleichen Weg werden die Titanclips gesetzt und die Gefäße durchtrennt (Abb. 3.9).

Die Gefäßversiegelung allein mit dem Ultraschallmesser hat sich zumindest für die Arterien als nicht ausreichend erwiesen. Wenn eine Fraktur des 12. Brustwirbelkörpers mit dem 1. Lendenwir-belkörper fusioniert werden muß, dann ist die Einkerbung des Zwerchfells erforderlich. Dafür eignet sich das Ultraschallmesser in besonderem Maß (Abb. 3.10). Nach abgeschlossener Exposition des Operationsfeldes sieht man den an seiner Lateralseite freigelegten frakturierten Wirbelkörper, die pulsierenden mit Titanclips verschlossenen Gefäßstümpfe, die weiß glänzenden Bandscheiben zu beiden Seiten sowie einen Teilaspekt der anliegenden intakten Wirbelkörper.

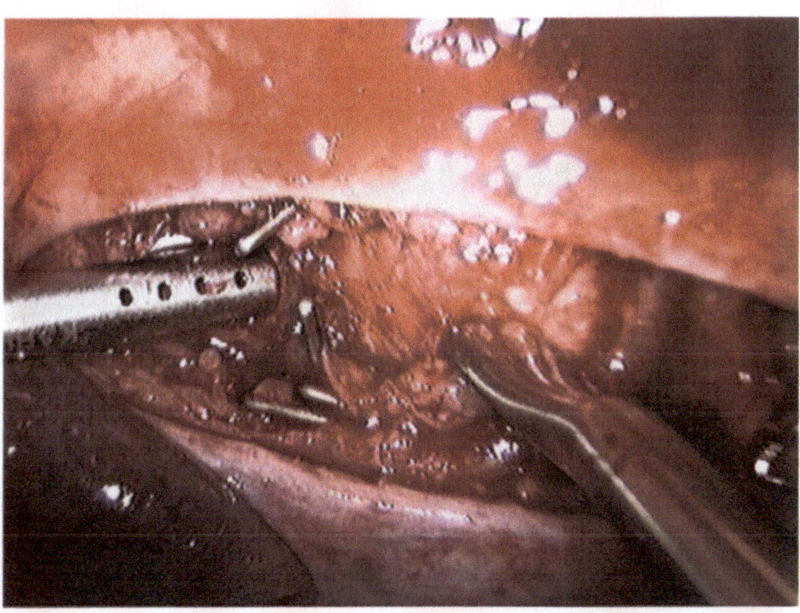

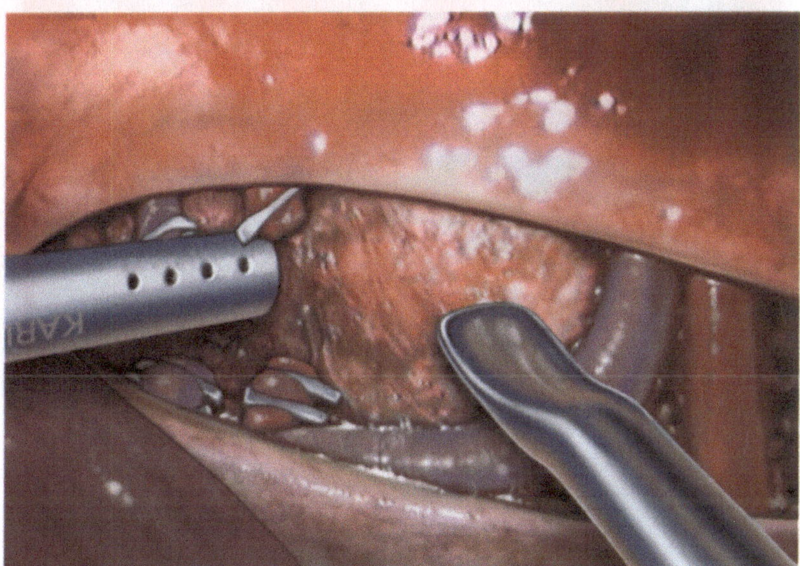

Abb. 3.9. Situs nach Längsinzision der Pleura und Abheben mit dem Spatel. Neben dem Sauger sind die Stümpfe der geclippten und durchtrennten kranialen Interkostalarterie und -vene erkennbar. Kaudal sind die Gefäße freipräpariert

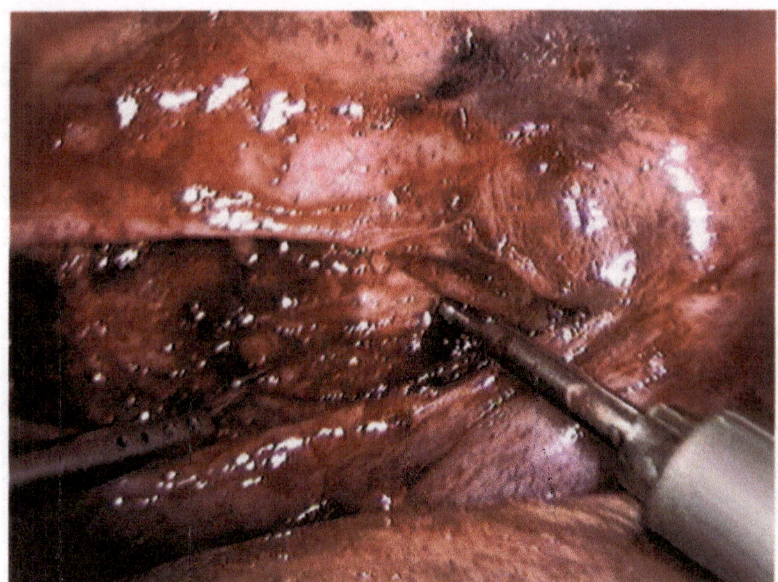

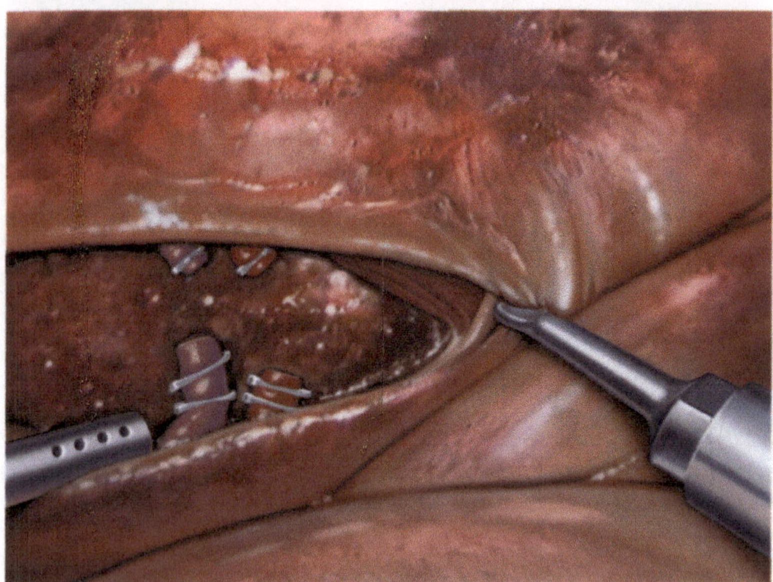

Abb. 3.10. Situs nach Clippen und Durchtrennen der kaudalen Gefäße. Inzision des Zwerchfells mit der ersten Version des Ultraschallmessers (Ultracision, Ethicon Endo-Surgery)

Überprüfen der Bandscheibenintegrität. Wenn im Rahmen des Ersteingriffes keine Diskographie durchgeführt wurde, kann trotz CT und MRT nicht immer geklärt werden, ob eine oder beide Bandscheiben zerstört sind. Die Entscheidung, ob mono- oder bisegmental fusioniert wird, fällt dann während des endoskopischen Zweiteingriffes. Die Diskographie der betreffenden Bandscheiben kann ohne großen Aufwand durchgeführt werden.

Entsprechend lange Nadeln gehören zum Basisinstrumentarium der endoskopischen Chirurgie und werden z. B. für die Punktion der Gallenblase verwendet. Mit der gleichen Nadel kann unter endoskopischer Sicht unverdünntes Kontrastmittel in die freipräparierte Bandscheibe injiziert werden. Bei intakter Bandscheibe ist nur ein kleines Depot, welches den Nucleus pulposus darstellt, mit hohem Druck injizierbar. Bei zerstörter Band-

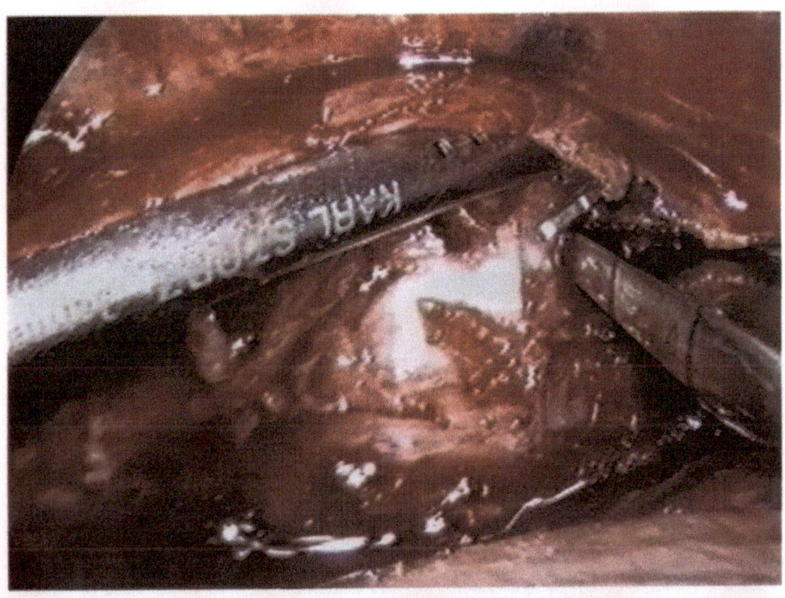

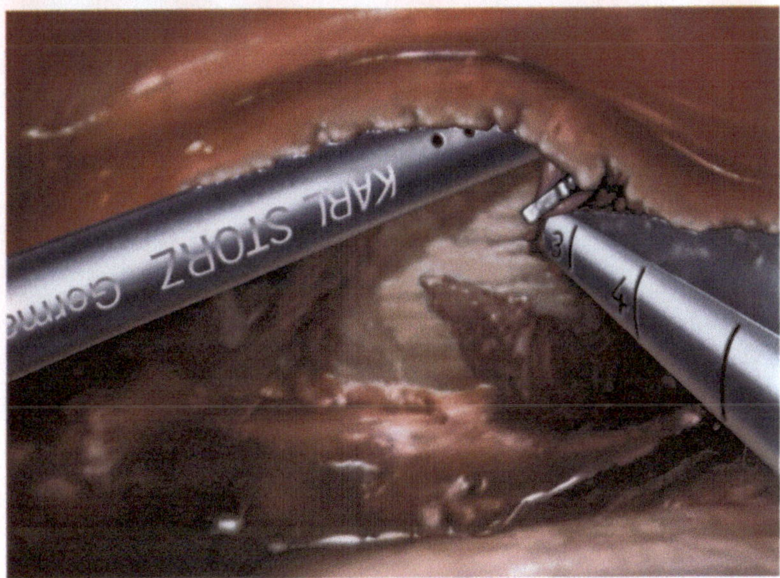

Abb. 3.11. Mit dem Meißel wird die hintere Begrenzung des Spanbettes gezogen. Der Sauger dient zum Abheben der Pleura

scheibe zerfließt das Kontrastmittel druckfrei im Frakturbereich.

Ausheben des Spanbettes. Unter Durchleuchtungskontrolle wird der 10 mm breite Meißel parallel zur Wirbelvorderkante angesetzt und die vordere Begrenzung des Spanbettes markiert. Die Graduierung auf dem Meißel stellt sicher, daß er nicht tiefer als 3 cm vorgetrieben wird.

Bei der monosegmentalen Fusion wird die zerstörte Bandscheibe auf gleicher Linie mit dem Meißel durchtrennt und von der unteren Deckplatte des benachbarten Wirbelkörpers abgehoben. Die Hinterkante des Spanbettes wird im hinteren Wirbelkörperdrittel analog mit dem Meißel markiert, so daß eine Spanbettbreite von ca. 1,5 cm entsteht (Abb. 3.11). Bei der monosegmentalen Fusion bleiben die soliden Bestandteile des

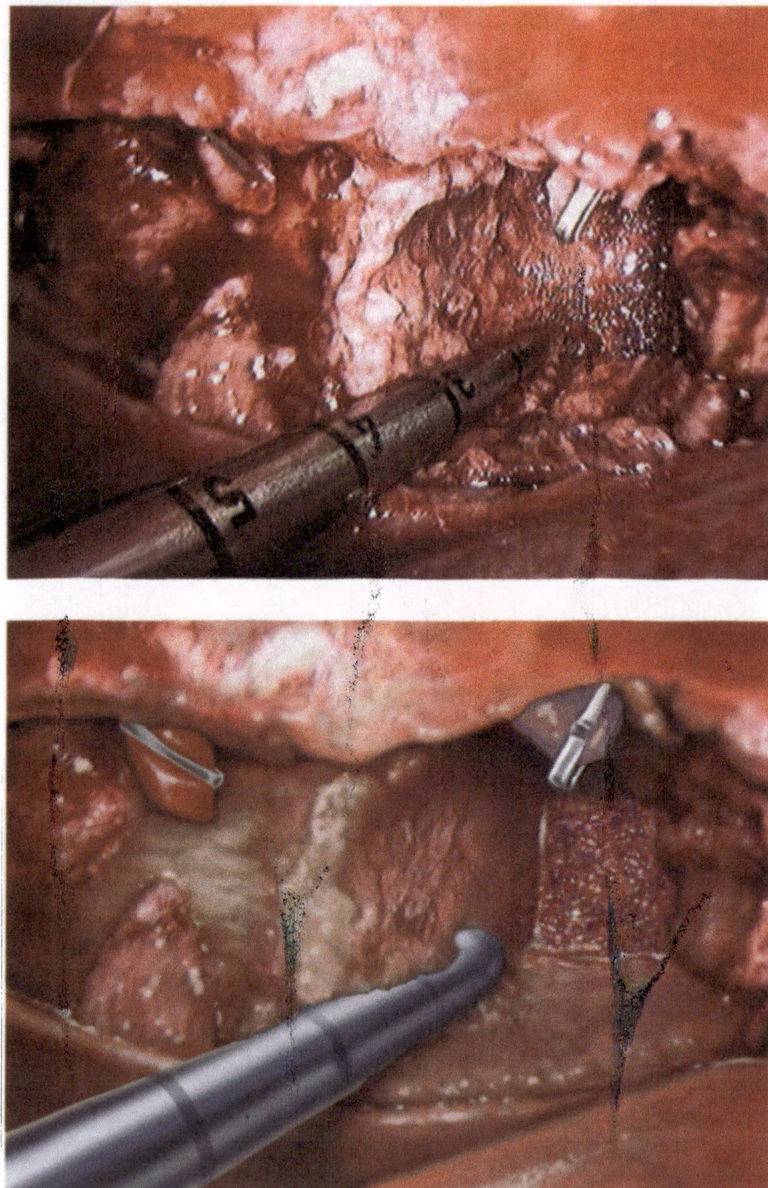

Abb. 3.12. Entfernen von Bandscheibenresten an der oberen Deckplatte mit dem Löffel

Wirbelkörpers erhalten. Die Grenze zur Frakturzone läßt sich mit dem Meißel ertasten. Die knöchernen Fragmente und die Bandscheibenanteile werden mit dem Rongeur schrittweise entfernt. Die Kanten werden mit der Knochenstanze begradigt und überstehende Bandanteile abgesetzt. Mit den scharfen Küretten wird der Boden des Spanbettes nivelliert. Mit der Löffel- und Ringkürette kann die Deckplatte von Bandscheibenresten gesäubert werden (Abb. 3.12). Zum gleichen

Zweck kann die endoskopische Motorfräse eingesetzt werden (Abb. 3.13).
Bei der bisegmentalen Fusion geht das Spanbett durch die gesamte Höhe des Wirbelkörpers, und die kaudale Bandscheibe wird mitentfernt.

Bestimmen der Spangröße. Die Tiefe des Spanbettes wurde anhand der Graduierung auf dem Meißel festgelegt. Sie beträgt 3 cm (Abb. 3.14). Die Breite des Spanbettes beträgt ca. 1,5 cm. Die ex-

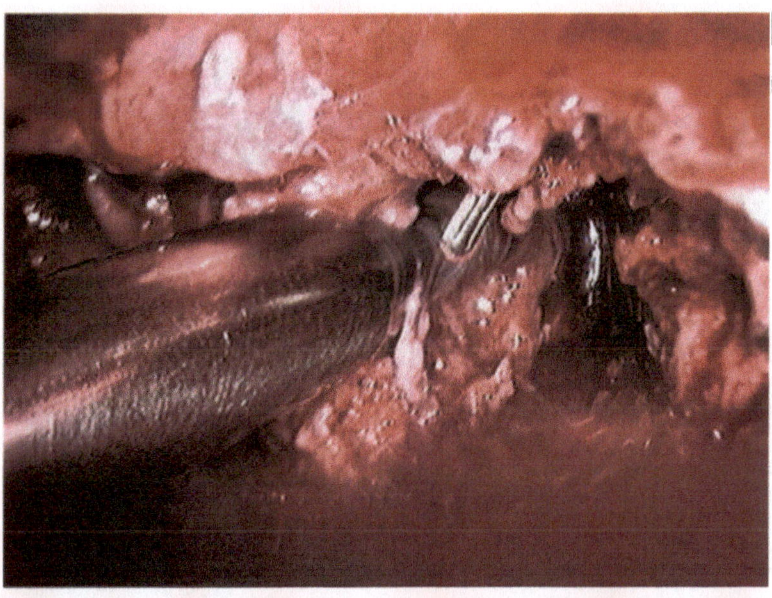

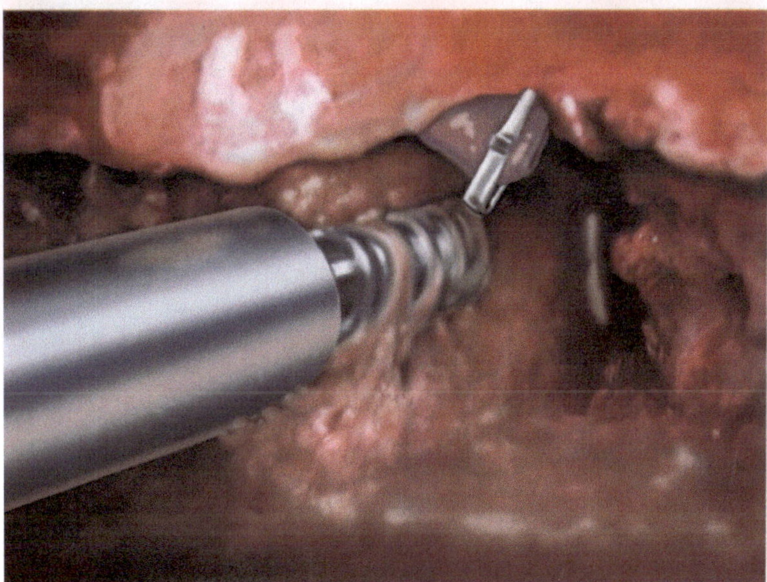

Abb. 3.13. Ausfräsen des Bandscheibenbettes. Entfernen von Bandscheibenresten (Fräse: Karl Storz, Tuttlingen)

akte Länge versuchten wir mit einem konventionellen Lineal zu bestimmen. Wir mußten feststellen, daß unter dem seitlichen Blick der 30°-Optik der Abstand verzerrt wird.

Aus diesem Grund wurde ein 4 und ein 6 cm langes Distanzmeßinstrument entwickelt. Es hat tiefe Kerben im Abstand von 1 cm und flache Kerben im Abstand von 5 mm. Das Instrument wird längs über das Spanbett gelegt und unter Durchleuchtung passend verschoben. Die erforderliche Länge des Spanes wird auf dem Röntgenmonitor abgelesen (Abb. 3.15). Der trikortikale Span wird in üblicher Weise vom Beckenkamm entnommen.

Einbringen des Spanes. Um den Span in den Brustkorb bringen zu können, wird der mittlere Trokar vorübergehend entfernt und der Interkostalraum mit 2 Langenbeck-Häkchen offengehalten. Zuvor war nach Bohrung ein Faden durch den Block gezogen worden.

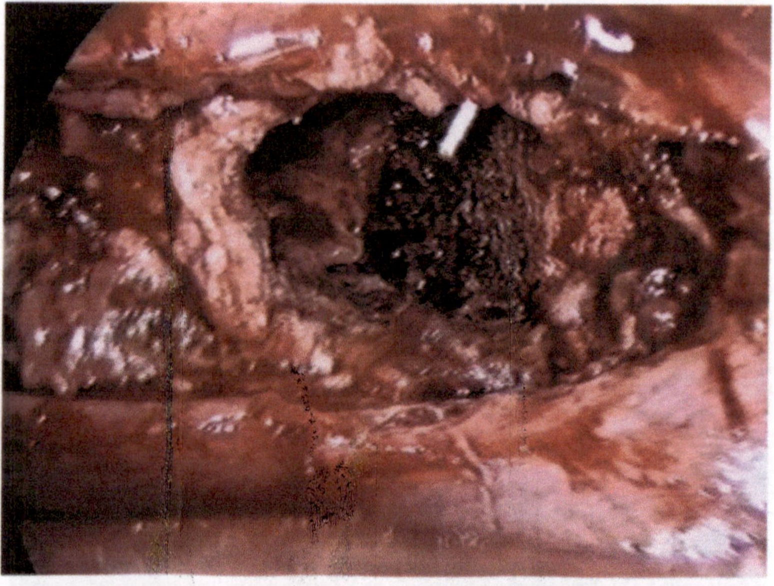

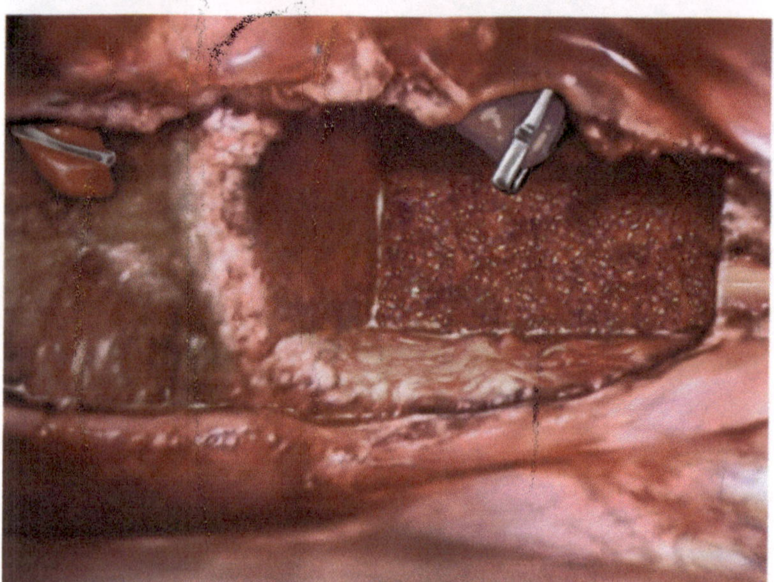

Abb. 3.14. Spanbett nach Fertigstellung

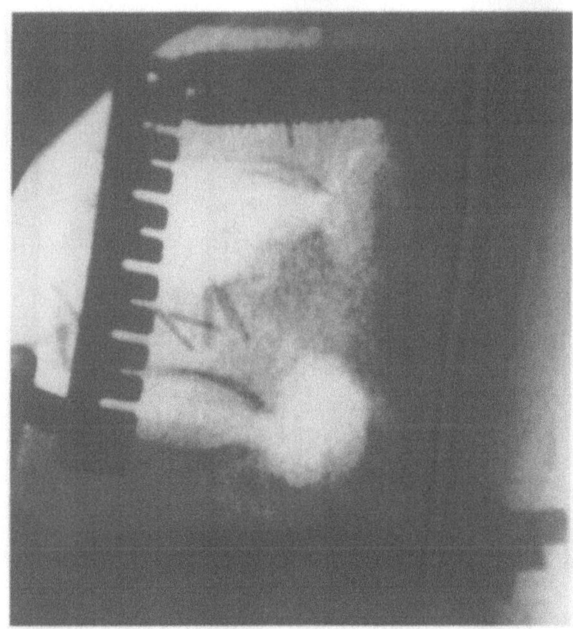

Abb. 3.15. Röntgenologische Bestimmung der Spanbettlänge mit dem Distanzmeßinstrument. Der Abstand zwischen 2 tiefen Kerben beträgt 10 mm, zwischen 2 flachen Kerben 5 mm

An dem Faden wird der Block mit einem Klemmchen gehalten und mit Daumendruck in die Thoraxhöhle gebracht. Die Armierung am Faden verhindert, daß der Block abspringt und unbeabsichtigt unsteril wird. Andererseits kann der Block an dem Faden herausgezogen werden, wenn Korrekturen an seiner Abmessung erforderlich werden (Abb. 3.16).

Mit dem Rongeur wird der Block auf das Spanbett gesetzt und mit dem Stößel unter Kantenhöhe eingeschlagen. Seine Lage wird im seitlichen und anterior-posterioren Strahlengang kontrolliert. Sollte der Block bei der monosegmentalen Fusion um wenige Millimeter zu lang sein, dann kann das Spanbett mit dem Meißel entsprechend verlängert werden. Bei der bisegmentalen Fusion muß der Block am Faden herausgezogen und gekürzt werden.

Anbringen der Titanplatte. Der Block wird mit einer schmalen LCDC-Platte im Spanbett gesichert (Abb. 3.17). Die Platte wird analog zum Block eingebracht. Unter Durchleuchtung wird die Platte derart verschoben, daß die endständigen Schraubenlöcher über den intakten Wirbelkörpern kranial und kaudal zu liegen kommen. Die Schrauben dürfen nicht mit den in situ befindlichen Schanzschrauben des Fixateur interne kollidieren.

Dann wird die Wirbelkörperkortikalis mit dem Pfriem eröffnet und je eine 30–40 mm lange 6,5-mm-Spongiosaschraube mit durchgehendem Gewinde durch die Platte in den Wirbelkörper eingedreht. Die durch das Ausräumen der Fraktur angefallene Spongiosa kann zusätzlich zwischen Span und Platte eingelagert werden.

Nach röntgenologischer Abschlußkontrolle wird über den kaudalen Trokar eine 28-Charr-Thoraxdrainage eingeführt. Bis auf den Optiktrokar werden alle Trokare entfernt, und die Lunge wird unter Sicht aufgebläht. Schließlich wird auch die Optik mit dem letzten Trokar entfernt. Die Hautinzisionen werden verschlossen.

3.2.1.5 Nachbehandlung

Die Thoraxdrainage wird nach 48 h entfernt. Wenn die Drainage entfernt ist und andere Verletzungen die Mobilisation nicht einschränken, kann der Patient nach Entfernen der Drainage mobilisiert werden.

Am Ende der stationären Behandlung wird die Abschlußröntgendokumentation durchgeführt. Eine Anschlußheilbehandlung schließt sich an. Der Fixateur interne wird nach 9–12 Monaten entfernt.

3.2.1.6 Ergebnisse

Auf thorakoskopischem Weg werden L1-Frakturen dann instrumentiert, wenn die Fusion monosegmental ist. Die bisegmentale Fusion von L1, also die Verblockung mit L2, führen wir auf dem lumboskopischen Weg durch.

In Tabelle 3.1 sind die Frakturtypen und die Art der Spondylodese, mono- oder bisegmental, mit weiteren klinischen Daten zusammengefaßt. Erfreulicherweise war die Komplikationsrate gering.

Die thorakoskopische Spondylodese von Frakturen ist bereits von anderen Autoren beschrieben worden [1–3]. Die Technik ist dabei nicht identisch. Beisse et al. [2] und Bühren et al. [3] erreichen nach Zwerchfellkerbung thorakoskopisch den 2. und 3. Lendenwirbelkörper und führen die Stabilisierung meist mit einer ventral angebrachten winkelstabilen Z-Platte durch.

Beispiele für die thorakoskopische Spondylodese und den postoperativen Verlauf zeigen Abb. 3.18 bis 3.23.

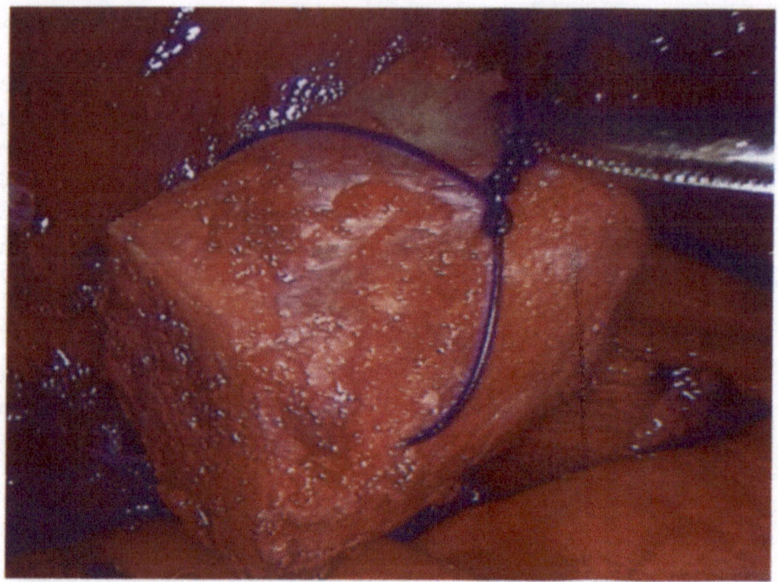

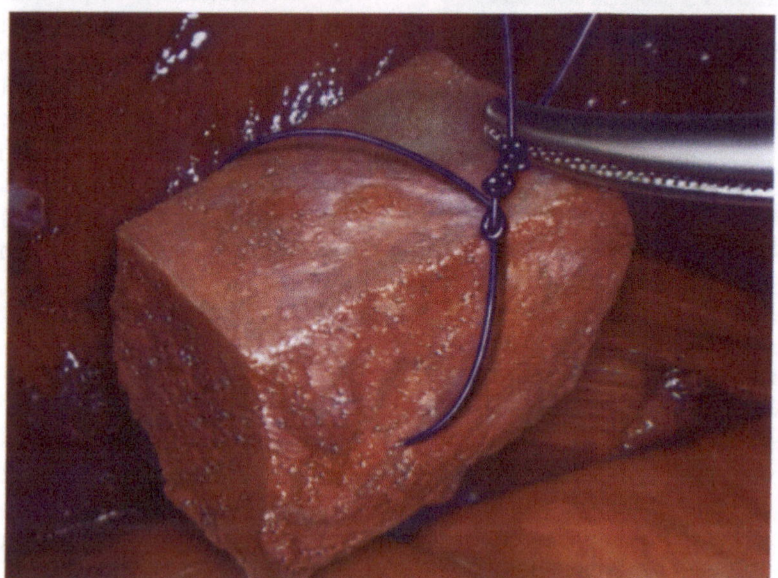

Abb. 3.16. Intrathorakal gelegener Spanblock mit einem Prolenehalte-faden

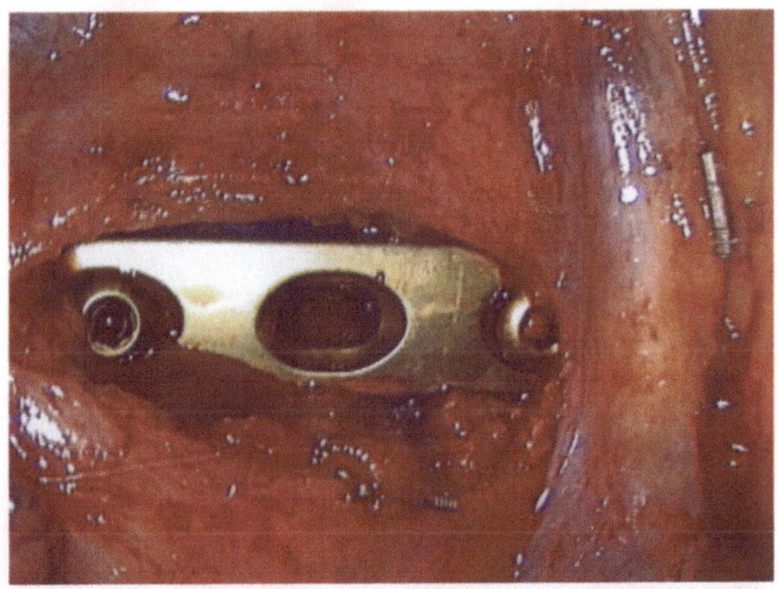

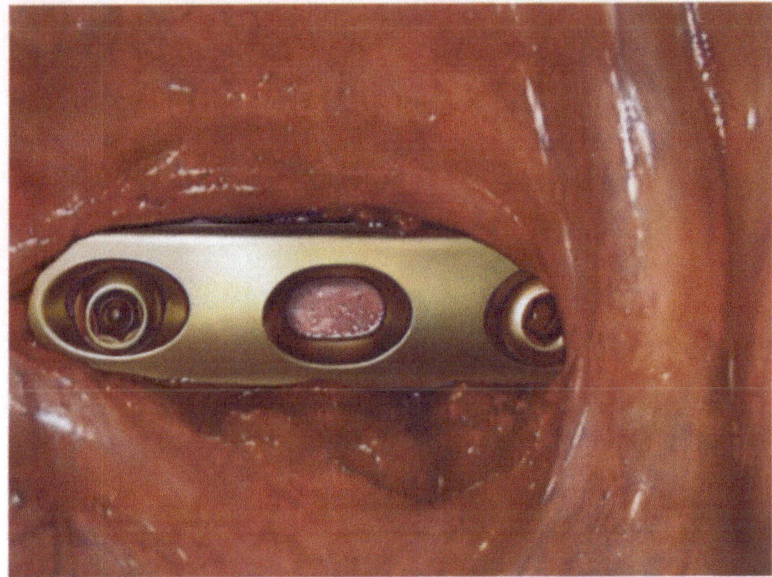

Abb. 3.17. Fixation des Spanblockes mit Dreiloch-LCDC-Platte

Tabelle 3.1. Ergebnisse der thorakoskopischen Spondylodese

Geschlecht	Alter	Frakturtyp (AO-Klassifikation)	Spondylodese (mono-/bi-segmental)	Op.-Zeit (min)	Mobilisation (Tag post op.)	Komplikationen
w	19	T12/B 1.2.1	T11/T12	235	2	Keine
w	35	T7/C 1.3.3	T6/T8	320	3	Sens. Störung interkostal
m	58	T12/B 2.2.2	T11/L1	192	2	Keine
m	24	T12/C 1.3.2	T11/T12	166	3	Keine
w	60	T12/B 1.1.1	T11/T12	127	3	Keine
w	39	T12/A 1.3	T11/T12	193	2	Keine
w	38	T12/B 1.2.1	T11/T12	170	2	Keine
m	18	L1/B 1.2.1	T12/L1	149	2	Keine
w	18	L1/B 2.2.1	T12/L1	176	2	Keine
m	43	L1/B 1.2.1	T12/L1	306	3	Keine
w	56	T12/B 1.2.1	T11/T12	177	2	Keine
m	57	T12/A 3.3.1	T11/L1	153	5	Beinvenenthrombose re.
m	35	L1/B 1.1.1	T12/L1	187	2	Keine
m	20	T12/B 2.2.1	T12/L1	230	2	Keine
m	35	L1/A 3.1.1	T12/L1	199	2	Keine
m	54	T10/C 2.2.3	T9/T10	179	3	Keine
m	32	T12/A 2.3	T11/L1	188	2	Keine
m	20	L1/B 2.2.1	T12/L1	153	5	Keine
m	54	L1/B 2.2.2	T12/L1	155	2	Keine
m	54	T12/B 1.2.1	T11/L1	156	2	Keine
m	58	L1/B 1.2.1	T12/L1	122	4	Keine
w	42	L1/B 1.2.2	T12/L1	119	3	Keine
w	48	L1/B 1.2.1	T12/L1	105	2	Keine
m	65	L1/B 1.2.1	T12/L1	161	2	Persistierender Mantel-peu, Sekundärheilung, Drainagekanal
m	66	T12/B 2.3.1	T11/T12	123	2	Keine
w	45	L1/A 3.3.2	T12/L1	160	2	Keine
w	31	L1/A 3.1.1	T12/L1	153	2	Keine
m	38	L1/B 1.2.1	T12/L1	156	10	Keine

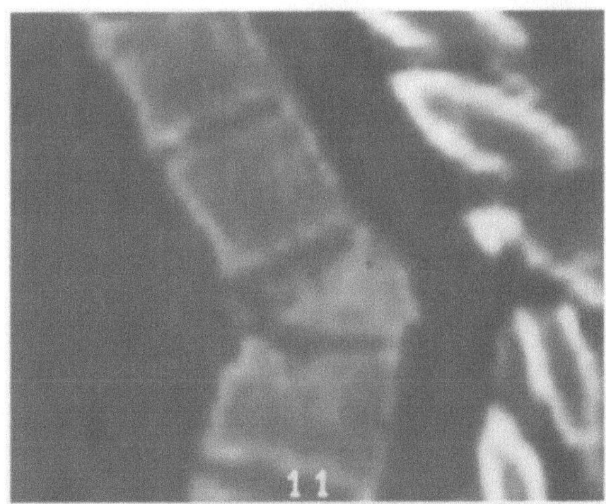

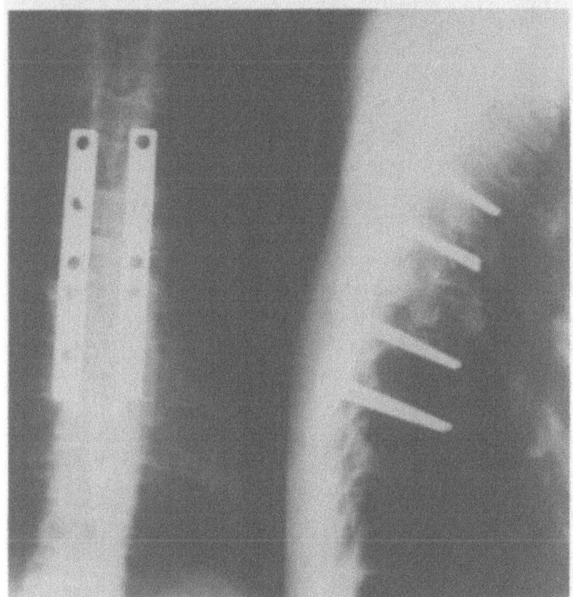

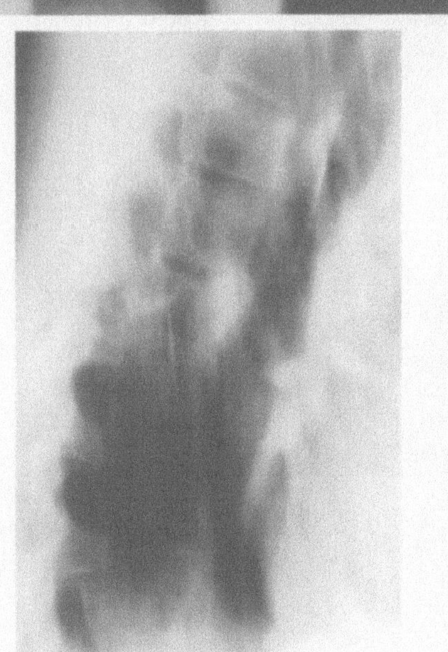

3.2.1.7 Komplikationsmöglichkeiten

Verletzungen durch Trokare. Die Einlungenbeatmung rechts garantiert ein übersichtliches Operationsfeld in der linken Thoraxhöhle. Durch die Umlagerung auf die Seite kann der Tubus dislozieren. Bevor der erste Trokar plaziert wird, empfiehlt es sich, die Position des Tubus bronchoskopisch zu kontrollieren. Wird der erste Trokar bei nicht kollabierter Lunge eingestochen, dann ist eine Verletzung des Lungenparenchyms möglich. Die Folge ist eine Lungenfistel und die Konsequenz eine Thoraxdrainage mit Sog. Ein verlängerter stationärer Aufenthalt und rezidivierende Atelektasen sind zu erwarten. Durch den Kollaps der Lunge kann die Zwerchfellkuppel bis in den 8. Interkostalraum aufsteigen. Die Position des ersten Trokars, der nicht unter Sicht plaziert wird, ist folglich auch im Hinblick auf die Zwerchfellhöhe von Belang.

Wir plazieren den ersten Port in Höhe der Scapulaspitze, was dem 4. oder 5. Interkostalraum entspricht.

Mögliche Interkostalneuralgien werden starren Trokaren aus Metall oder Hartkunststoff zugeschrieben. Es empfiehlt sich, möglichst Trokare mit weichem Kunststoffschaft zu verwenden, um die Kompression der Interkostalnerven zu minimieren. Für das Instrument, welches das Zwerchfell herabhält, verwenden wir allerdings immer einen Stahltrokar, weil wir dort eine Hebelarmwirkung erzielen müssen.

Eine weitere Gefahrenstelle liegt im Bereich des Rezessus. Bei Frakturen in Höhe von T12/L1 muß ein Trokar am tiefsten Punkt des Rezessus plaziert werden. Um diese Position zu identifizieren, stechen wir unter endoskopischer Sicht eine Kanüle ein. Wenn die Kanüle, von der keine Verletzungsgefahr ausgeht, soeben noch intrathorakal sichtbar ist, wird an gleicher Stelle der Trokar positioniert.

◀ **Abb. 3.18.** CT einer 35jährigen, mehrfach verletzten Patientin. *Oben:* T7-Fraktur (Typ: C 1.3.3) ohne neurologische Ausfälle. Kyphosierung von 30°. *Mitte:* Zweizeitige dorsoventrale Versorgung: Am Unfalltag erfolgt die Aufrichtung und Stabilisierung mittels Roy-Camille-Platte, sekundär, 6 Tage später, die thorakoskopische bisegmentale Spondylodese T6/T8 mit Beckenkammspan. *Unten:* 11 Monate später nach Metallentfernung: knöcherne Fusion

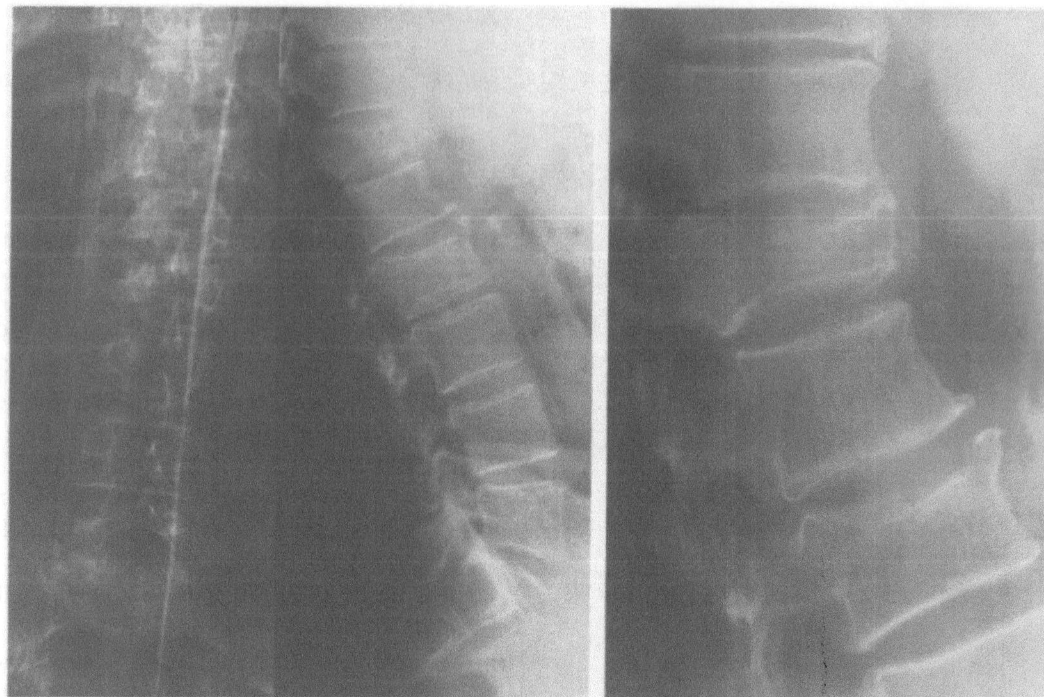

Abb. 3.19. Mehrfach verletzter 57jähriger Patient, u.a. mit einer 2-Etagen-Fraktur der Wirbelsäule: T12 (Typ A. 3.3.1) und L2 (Typ C. 1.3.2) ohne neurologische Ausfälle (*links*). Die Schichtaufnahme zeigt das Ausmaß der Deckplattenverwerfung und damit die Bandscheibenverletzung (*rechts*)

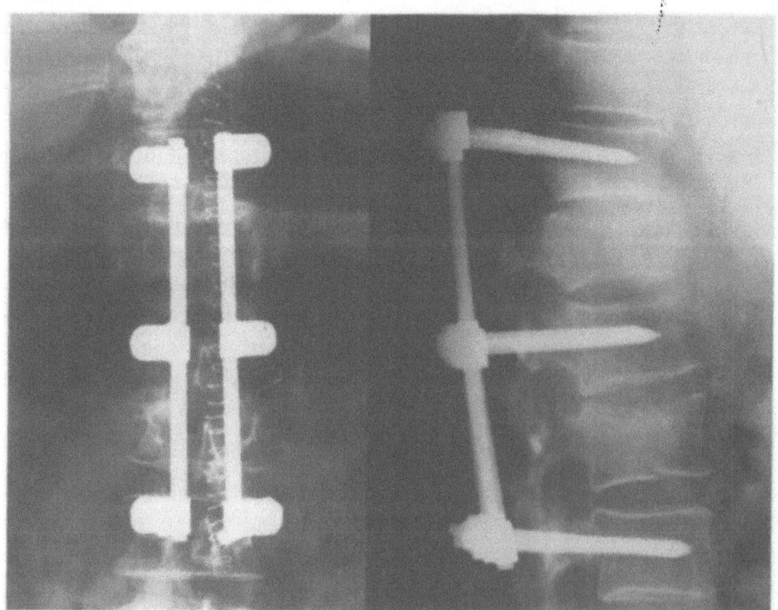

Abb. 3.20. Patient von Abb. 3.19. Primäre Reposition und Stabilisierung von dorsal mittels Fixateur interne von T11 bis L3

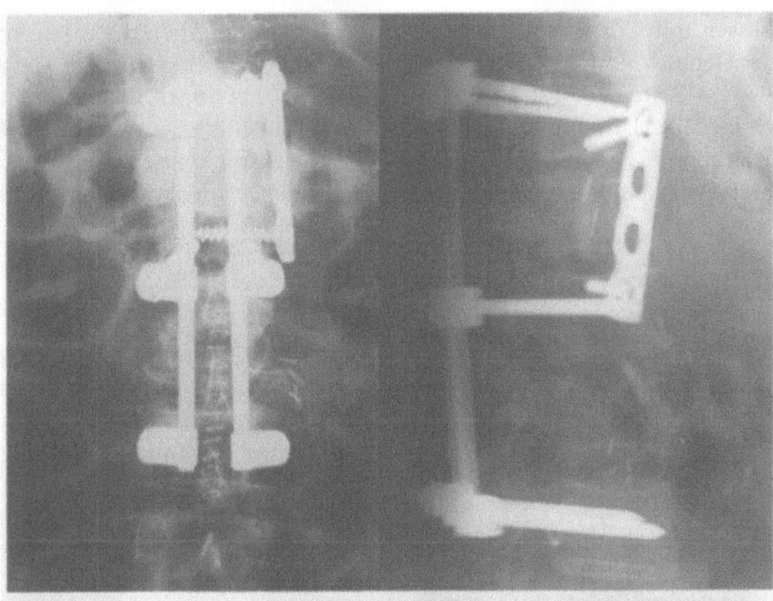

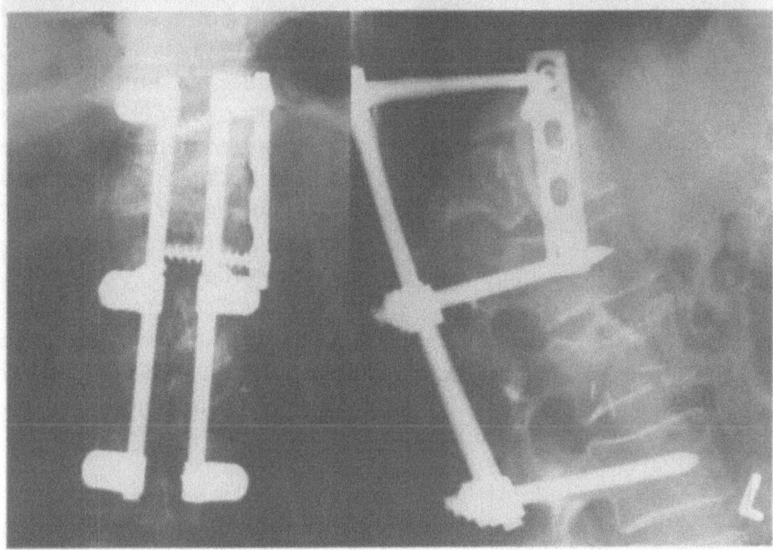

Abb. 3.21. Patient von Abb. 3.19. *Oben:* Sekundär, nach 8 Tagen, gleichzeitige lumboskopische monosegmentale Fusion L1/L2 und thorakoskopische bisegmentale Fusion T11/L1 mit Beckenkammspan und schmaler LCDC-Platte. *Unten:* Die röntgenologische Kontrolle nach 11 Monaten zeigt die unverändert stabile Montage mit knöchernen Überbauungszeichen

Gefäßverletzungen. Die Pleura parietalis wird mit dem Ultraschallmesser durchtrennt. Dabei können die Interkostalgefäße, die den Wirbelkörper in der Mitte überqueren, ebenfalls durchtrennt werden.

Das Ultraschallmesser ist sehr effektiv in der Inzision der Pleura und in der Einkerbung des Zwerchfells, nicht aber in der primären Okklusion der Gefäße. Es ist deshalb darauf zu achten, daß das Ultraschallmesser nicht zu tief angesetzt wird, um die Gefäße zu schonen.

Wenn die inzidierte Pleura mit der Tupferzange abgeschoben ist, kommen die Gefäße zur Darstellung. Das löffelförmige Ultraschallmesser ist geeignet, die Gefäße zu unterfahren und anzuheben. Die Vene kann mit dem Ultraschallmesser durchtrennt und versiegelt werden.

Die Arterie wird besser mit Clips verschlossen. Zur Unterfahrung des Gefäßes eignet sich der Trokar nahe der Skapula am besten, weil der Winkel aus dieser Position flach ist. Unter Durchleuchtung sollte die Vorderkannte des Wirbelkörpers identifiziert werden, bevor die Pleura inzidiert wird. Wenn nämlich die Inzision nahe an der Vorderkante liegt, besteht die Gefahr, daß sich die Gefäßstümpfe nach ihrer Durchtrennung aortenwärts retrahieren und nur schwer gefaßt und geclippt werden können.

Für jeden endoskopischen Eingriff am Thorax gilt, daß das Instrumentarium für die offene Thorakotomie unmittelbar verfügbar ist.

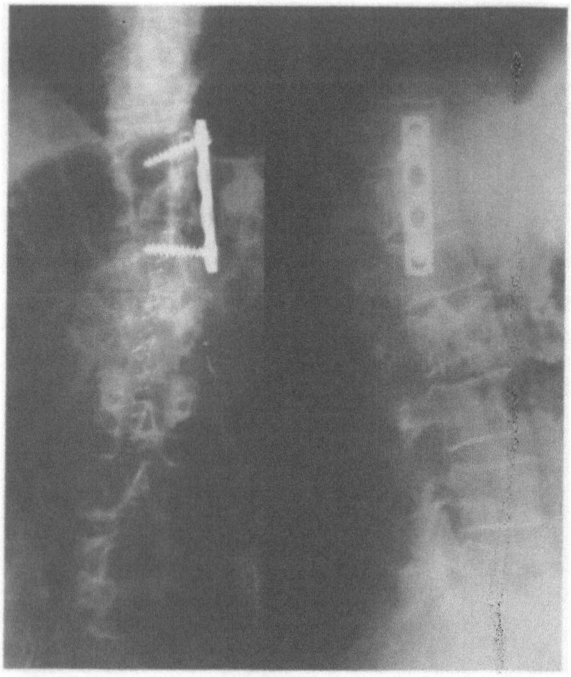

Verlust der Orientierung. Die 30°-Optik wird, wenn kein Kameraführungsroboter eingesetzt werden kann, vom ersten Assistenten gehalten. Dieser hat neben dem Operateur wenig Platz und nimmt eine unbequeme Haltung ein, die bei längerer Operationzeit zu Ermüdungen führt. Mit der Ermüdung des Haltearmes steigt die Gefahr, daß die Optik seitlich abkippt. Dadurch wird der Horizont, der auf die quer im Monitorbild liegende Wirbelsäule eingestellt ist, verschoben. Das kann zur Folge haben, daß der Operateur das Spanbett nicht parallel zur Vorder- und Hinterkante aushebt, sondern von der Ideallinie abweicht. Um das zu vermeiden, kann bei den intermittierenden Durchleuchtungen beispielsweise die Lage des Meißels auf dem Videomonitor in Bezug zu der Lage des Wirbelkörpers auf dem Röntgenmonitor gebracht werden.

Wenn keine Deckungsgleichheit besteht, muß die Rotation der 30°-Optik ausgeglichen werden. Der Kameraführungsroboter hat sich in der Bewahrung des Horizonts bestens bewährt (s. Kap. 5).

Abb. 3.22. Patient von Abb. 3.19. Entfernung des Fixateur interne nach 12 Monaten

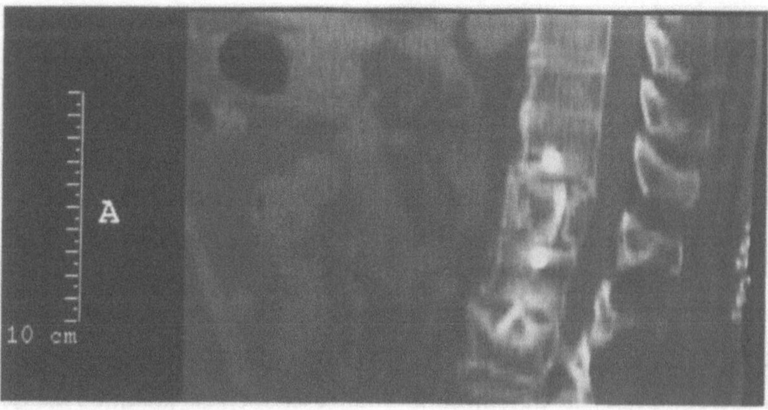

Abb. 3.23. Patient von Abb. 3.19. Computertomographischer Nachweis der Überbauung nach Metallentfernung

3.2.2 Weitere Indikationen
für die Thorakoskopie

3.2.2.1 Thorakoskopische Diskektomie

Die Hauptindikation zum chirurgischen Vorgehen ist die Dekompression des Rückenmarks und der Spinalnerven. Der klassische Zugang zu den thorakalen Bandscheiben ist der transpedikuläre und der posterolaterale, wenn die Protrusion der Bandscheibe nach lateral ausgerichtet ist. Wenn bereits eine Myelopathie eingetreten ist, besteht das Ziel der Diskektomie darin, weiteren Schaden abzuwenden. Dazu ist in einigen Fällen die Thorakotomie erforderlich, weil auf diesem Weg der ventrale Anteil des Spinalkanals unter Sicht exponiert werden kann. Einwände gegen die Thorakotomie werden mit der erhöhten Morbidität des großen Zugangs, dem postoperativen Schmerzsyndrom und der Unvertrautheit mit der Technik begründet. Die Thorakoskopie ermöglicht es, diese Zurückhaltung zugunsten besserer Ergebnisse für den Patienten aufzugeben.
Unter Röntgenkontrolle wird der betroffene Bandscheibenraum identifiziert, die Trokare werden in Instrumentierrichtung plaziert. Die Lunge ist einseitig nicht beatmet. Die Inzisionslinie der Pleura liegt über der Bandscheibenmitte und erstreckt sich über das Köpfchen der Rippe hinaus. Die Interkostalgefäße, die das Foramen und die anliegende Rippe versorgen, werden mobilisiert und geclippt. Die proximalen 2 cm der Rippe und der Anteil des Pedikels, der den Spinalkanal überragt, werden reseziert, um die darunter liegende Dura einsehen zu können. Der Pedikel kaudal des Bandscheibenraumes wird ebenso entfernt wie ein Teil der den Bandscheibenraum begrenzenden Wirbelkörper. Dadurch wird Platz geschaffen, um den Bandscheibenvorfall beseitigen zu können.

Rosenthal et al. [12] haben 55 Patienten mit Bandscheibenprolaps thorakoskopisch behandelt. 19 Patienten hatten radikuläre Schmerzen, 36 Patienten Defizite durch die Kompression des Rückenmarks. Bei 43 Patienten wurde eine Bandscheibe entfernt, bei 11 Patienten 2 Höhen und bei einem Patienten 3 Höhen operiert. Bei 33 Bandscheiben lag eine Verkalkung vor, die übrigen 35 Bandscheiben waren lediglich protruiert. Die Operationszeit reichte von 80 bis 542 min. In 2 Fällen wurde die falsche Bandscheibe entfernt. Die Komplikationsrate war gering. Im Vordergrund standen temporäre Interkostalneuralgien (16%).

Die klinischen und neurologischen Ergebnisse wurden als hervorragend bewertet. Von den 36 Patienten mit einer Myelopathie trat bei 22 eine vollständige neurologische Restitution ein. 5 Patienten hatten geringe Resteinschränkungen, bei 9 Patienten wurde die Progression gestoppt. Von den 19 Patienten mit radikulärer Symptomatik erholten sich 15 vollständig, bei keinem Patienten trat eine Verschlechterung ein.

Hauptindikationen für *videoassistierte* thorakoskopische Eingriffe (VATS) waren in einer Zusammenfassung von 78 Fällen aus 3 Kliniken [10] die Diskektomien.

Bei 41 Patienten wurden sie in einer Höhe durchgeführt und bei 21 Eingriffen in mehreren, meist 6 Höhen, wenn das Ziel der Operation die Korrektur der Skoliose war. Bei 4 Patienten mit Kyphose wurde ein ventrales Release durchgeführt, bei 3 Patienten die Hemikorporektomie. Bei 8 Patienten war, bedingt durch Frakturen oder Tumoren, ein inkompletter neurologischer Ausfall die Indikation für die thorakoskopische Korporektomie und Dekompression des Spinalkanals. Bei 2 Patienten war die Indikation eine pyogene vertebrale Osteomyelitis.
Die durchschnittliche Operationszeit betrug 2 h 34 min, der stationäre Aufenthalt 4,97 Tage. Bei 2 Patienten war der Blutverlust wegen einer intensiven epiduralen Blutung größer als 2,5 Liter. In einem Fall war wegen einer vorausgegangenen Operation eine Thorakotomie erforderlich. Bei einer Patientin wurde mit dem Trokar das Zwerchfell durchbohrt und thorakoskopisch wieder verschlossen.
Die häufigste Komplikation war eine Interkostalneuralgie, die bei 6 Patienten auftrat aber in allen Fällen längstens 6 Wochen anhielt. Als auslösende Ursache wurde die Verwendung starrer Ports angenommen.
Bei 5 Patienten zwangen anhaltende Atelektasen zu einem verlängerten stationären Aufenthalt. In Konklusion wurde die Komplikationsrate von den Autoren niedrig und der Nutzen für den Patienten hoch eingeschätzt.

3.2.2.2 Thorakoskopisches vorderes Release
bei pädiatrischen Deformitäten

Das Ziel operativer Eingriffe bei Deformitäten der Wirbelsäule im Kindes- und Adoleszentenalter ist die physiologische Ausrichtung in der Sagittal- und Frontalebene. Sämtliche Eingriffe, die am offenen Brustkorb durchgeführt werden, können nach Crawford thorakoskopisch erfolgen [4]. Das Indikationsspektrum umfaßt:

- idiopathische skoliotische und kyphotische Deformitäten von 70° und mehr,

– die Prävention des „Kurbelwellenphänomens" bei Kindern mit noch nicht ausgereiftem Skelett,
– neuromuskuläre und fibromatöse Wirbelsäulenverkrümmungen,
– Pseudarthrosen,
– kongenitale hemivertebrale Deformitäten.

Weil die meisten Verkrümmungen nach rechts ausgerichtet sind, ist der Patient linksseitig gelagert. Die Einlungenbeatmung wird angestrebt. Vier Trokare werden auf der vorderen Axillarlinie plaziert, der kranialste im 4. Interkostalraum. Weiche Trokare werden bevorzugt, um Interkostalneuralgien zu vermeiden. Das Zwerchfell wird mit einem Fächerretraktor bauchhöhlenwärts gehalten. Die Pleura parietalis wird auf den Wirbelkörpern längs inzidiert. Um hochgradige Deformitäten zu korrigieren, muß die Inzision über 6 Zwischenwirbelräume ausgedehnt werden.

Die weiteren Operationsschritte bestehen in der Entfernung des Anulus fibrosus und der Bandscheibe sowie in der Einkerbung des vorderen Längsbandes. Typischerweise wird der Truncus sympathicus in verschiedenen Höhen mit durchtrennt, ohne daß daraus dauerhafte Einschränkungen resultieren. Die Endplatten werden entknorpelt und die Bandscheibenräume mit spongiösem Knochen aufgefüllt. Die Pleura wird genäht, kann aber auch offen gelassen werden. Durch den am distalsten gelegenen Port wird eine Thoraxdrainage gelegt.

Die in der offenen Chirurgie bekannten Varianten des operativen Vorgehens können auf die thorakoskopische Technik übertragen werden. Nach dem thorakoskopischen Release und der thorakoskopischen Fusion erfolgt die Umlagerung des Patienten. Mit der posterioren Stabilisierung wird der Kombinationseingriff abgeschlossen. Die Operationszeit liegt bei 8 h.

Potentielle intraoperative Komplikationen schließen Blutungen mit ein. Die Blutstillung kann erreicht werden durch Elektrokoagulation, Clippen oder durch den Einsatz des Ultraschallmessers. Die Koagulation der Segmentgefäße, wenn sie erforderlich ist, hat in einer Auswertung von über 1000 Releaseoperationen keine neurologischen Ausfälle zur Folge gehabt [13]. Die potentielle Verletzung der Dura ist am Austritt von Liquor thorakoskopisch erkennbar und kann in der Regel mit Hämostyptika kontrolliert werden. Prinzipiell ist die Verletzung des Ductus thoraci-

cus möglich und an der milchigen Flüssigkeit identifizierbar. Mit Clips kann der Defekt versiegelt werden.

Es bestehen *Kontraindikationen* für den thorakoskopischen Zugang. Eine relative ist eine vorausgegangene Thorakoskopie oder -tomie. Bei einer chronischen oder akuten Ateminsuffizienz sowie der nicht durchführbaren Einlungenbeatmung ist die Thorakoskopie kontraindiziert.

Die Vorteile des minimal-invasiven Zuganges überwiegen die Nachteile. Das chirurgische Trauma ist geringer, die aus der offenen Chirurgie bekannte Bewegungseinschränkung im Schultergelenk tritt nicht ein. Die postoperative Atemfunktion ist weniger eingeschränkt, der Schmerz reduziert. Das äußert sich summarisch in einer Reduktion der postoperativen Beatmungszeit und in der Verkürzung der Liegezeit auf der Intensivstation. Das kosmetische Ergebnis ist ein bleibender Vorteil für die jungen Patienten.

Bisher nicht gelöst ist die thorakoskopische vordere Instrumentierung, insbesondere im Hinblick auf den völligen Verzicht der dorsalen Stabilisierung. Es ist aber nur eine Frage kurzer Zeit, bis neuere Implantate auch diesen Mangel beseitigt haben werden.

Newton [11] führte die thorakoskopischen Operationen bei 14 Kindern im Alter von 14 Jahren prospektiv durch. Zum Vergleich diente eine retrospektive Analyse von 18 Operationen, die bei nahezu gleichaltrigen Kindern offen durchgeführt wurden. Die Indikationen waren Skoliosen und Kyphosen. Die Operation bestand in einem vorderen Release in Verbindung mit einer ventralen knöchernen Fusion. In Einlungenbeatmung wurden 4 Trokare in der vorderen Axillarlinie plaziert, die Pleura über die Strecke von 5–6 Wirbelkörpern inzidiert, bis zu 7 Bandscheiben entfernt und der Wirbelkörperzwischenraum mit Spongiosa aufgefüllt. Die Pleura wurde mit einer fortlaufenden Naht verschlossen. Im Vergleich beider Gruppen bestand kein Unterschied in der Zahl der entfernten Bandscheiben, im intraoperativen Blutverlust und im Korrekturergebnis der Deformität. Die Operationszeit betrug in der thorakoskopischen Gruppe durchschnittlich 191 min, in der offenen Gruppe 128 min. Die Komplikationsrate war vergleichbar und gering.

Der thorakoskopische Zugang wird als sehr anspruchsvoll eingestuft. Die Vorteile werden darin gesehen, daß ein vergleichbares Korrekturergebnis erreicht wird wie in der offenen Thorakotomie, ohne aber die dafür erforderlichen Durchtrennungen von Latissimus dorsi, Serratus und Interkostalmuskulatur in Kauf nehmen zu müssen.

3.2.2.3 Thorakoskopische Wirbelkörperresektion

Für die thorakoskopische Wirbelkörperresektion bestehen verschiedene Indikationen:

- Dekompression des Spinalkanals bei Bandscheibenprolaps,
- Ausräumung von Wirbelkörpermetastasen,
- Osteomyelitis,
- osteoporotische Wirbelkörper,
- Korrektur fehlverheilter Frakturen [5, 8].

Die Technik der thorakoskopischen Korporektomie ist vergleichbar mit dem Vorgehen bei der Thorakotomie.

Über dem zu resezierenden Wirbelkörper wird die Pleura inzidiert, die Segmentgefäße werden mobilisiert, in Höhe der Wirbelkörpermitte geclippt und durchtrennt. Die dem Wirbelkörper anliegenden Rippen werden über eine Strecke von 3 cm vom Bindegewebe und der Interkostalmuskulatur abgelöst. Dabei wird das neurovaskuläre Bündel mit gebogenen Küretten aus dem Sulcus gelöst und geschont. Nach der Resektion der beiden proximalen Rippensegmente werden die Pedikel sichtbar. Der Austritt der Interkostalnerven aus den Foramina ist eine Landmarke für die weitere Präparation. Die Pedikel werden mit Kerrison-Rongeuren abgetragen. Damit wird der laterale Blick auf die Dura und den Spinalkanal frei.

Der nächste Schritt ist die Entfernung der benachbarten Bandscheiben. Es folgt die Korporektomie mittels einer Palette von Instrumenten: Meißel, Rongeure, Löffel, Küretten, Fräsen. Das Ausmaß der Korporektomie hängt von der Indikation ab und kann von einer Aushöhlung des Wirbelkörpers bis zur Entfernung des hinteren Längsbandes reichen.

Für die Rekonstruktion des Wirbelkörpers und die Stabilisierung der Wirbelsäule stehen anteriore Fixationssysteme wie Platten und Cages, Beckenkammblöcke und Methylmethacrylat [6] zur Verfügung.

Der Vorteil des anterioren thorakoskopischen Zuganges liegt in der Erreichbarkeit des gesamten Wirbelkörpers, der vorderen Begrenzung des Spinalkanals, der ipsilateralen Pedikel und des Processus transversus. Die kontralateralen Pedikel und die posterioren Anteile des Spinalkanals werden nicht erreicht.

Die Nachteile sind im direkten Vergleich zur Thorakotomie erkennbar. Zwar ist das Operationsfeld groß, aber der Zugang ist wegen der Trokare eingeschränkt, da er nur über lange Instrumente vermittelt werden kann. Wenn die Entwicklung neuer Implantate und Fixationssysteme voranschreitet, werden diese Defizite bald ausgeglichen sein.

Dickmann [5] stellte 1996 die Indikationen und Ergebnisse von 17 thorakoskopischen Korporektomien von T3 bis T10 vor. 13 Patienten hatten eine Myelopathie, 4 Patienten eine radikuläre Symptomatik. Die Auslöser dafür waren Tumoren (n = 7), Frakturen (n = 6), Infektionen (n = 3) und eine kalzifizierte Bandscheibe. Bei 5 Patienten mit Wirbelkörpermetastasen wurde die Rekonstruktion mit Methylmethacrylat durchgeführt, bei 9 Patienten mit Knochenblöcken, davon 5mal mit autogenem und 4mal mit allogenem Beckenkammspan. Bei 11 Patienten wurde eine anteriore Fixation mit der Z-Platte (Sofamor Danek Inc., Memphis, TN) erreicht. - Ein 71jähriger Patient verstarb am 2. postoperativen Tag an den Folgen eines Myokardinfarktes, ein Patient 6 Monate später an einer diffusen Metastasierung. Signifikante Komplikationen traten nicht auf. Bei keinem Patienten verfehlte die Fusion oder dislozierten die Implantate. Keiner der Patienten litt unter Dauerschmerzen, die auf die Instabilität der Wirbelsäule oder auf auf die Kompression des Spinalkanals zurückzuführen wären.

Huang [8] berichtete über 12 Patienten, die wegen verschiedener Indikationen thorakoskopisch im Bereich des lumbosakralen Überganges operiert wurden. Betroffen waren die Höhen T11 bis L2. Hauptindikationen (n = 7) waren Wirbelkörpermetastasen bei unterschiedlichen Primärtumoren. Die Technik unterscheidet sich von anderen thorakoskopischen Zugängen darin, daß eine 5 – 6 cm lange interkostale Inzision gewählt wird, über die zusätzlich konventionelle Instrumente eingeführt werden können. Die Sicht in den Thorax wird videoskopisch vermittelt. Bemerkenswert ist der hohe Blutverlust bei den Patienten, die wegen Metastasen operiert wurden. Bis auf 2 Fälle betrug der Blutverlust 1000 – 3000 ml. Die Fixation wurde mit anterioren und posterioren Fixationssystemen in Verbindung mit Beckenkammspänen oder Methylmethacrylat erreicht.

Die Autoren sehen den Gewinn ihrer Methode in der Kombination einer kleinen Inzision mit höchstens 3 Trokaren, dem Verzicht auf einen konventionellen Zugang sowie der Integration konventioneller und minimal-invasiver Instrumente. Dieses Verfahren sollte nicht mit anderen „endoskopischen" Zugängen bei Metastasen verwechselt werden, die offen von dorsal erfolgen und dabei eine 4-mm-Optik verwenden [9].

Literatur

1. Baulot E, Trouilloud P, Ragois P, Giroux EA, Grammont PM (1997) La spondylodèse antérieure sous thoracoscopie: une technique atraumatique. Rev Chirurgie Orthop 83:203–209
2. Beisse R, Potulski M, Temme C, Bühren V (1998) Das endoskopisch kontrollierte Zwerchfellsplitting. Ein minimal-invasiver Zugang zur ventralen Versorgung thorakolumbaler Frakturen der Wirbelsäule. Unfallchirurg 101:619–627
3. Bühren V, Beisse R, Potulski M (1997) Minimal-invasive ventrale Spondylodesen bei Verletzungen der Brust- und Lendenwirbelsäule. Chirurg 68:1076–1084
4. Crawford AH (1999) Anterior release of spinal deformities. In: Dickman CA, Rosenthal DJ, Perin NI (eds) Thoracoscopic spine surgery. Thieme, Stuttgart, pp 161–181
5. Dickman CA, Rosenthal D, Karahalios DG, Paramore CG, Mican CA, Apostolides PJ, Lorenz R, Sonntag VKH (1996) Thoracic vertebrectomy and reconstruction using a microsurgical thoracoscopic approach. Neurosurgery 38:279–293
6. Errico TJ, Cooper PR (1993) A new method of thoracic and lumbar body replacement for spinal tumors: technical note. Neurosurgery 32:678–681
7. Hertlein H, Hartl WH, Dienemann H, Schürmann M, Lob G (1995) Thoracoscopic repair of thoracic spine trauma. Eur Spine J 4:302–307
8. Huang TJ, Hsu RWW, Liu HP, Hsu KJ, Liao YS, Shih HN, Chen YJ (1997) Video-assisted thoracoscopic treatment of spinal lesions in the thoracolumbar junction. Surg Endosc 11:1189–1193
9. McLain RF (1998) Endoscopically assisted decompression for metastatic thoracic neoplasms. Spine 23:1130–1135
10. McAfee PC, Regan JR, Zdeblick T, Zucherman J, Picetti J, Heim S, Geis WP, Fedder IL (1995) The incidence of complications in endoscopic anterior thoracolumbar spinal reconstructive surgery. A prospective multicenter study comprising the first 100 consecutive cases. Spine 20:1624–1632
11. Newton PO, Wenger DR, Mubarak SJ, Meyer RS (1997) Anterior release and fusion in pediatric spinal deformity. Spine 22:1398–1406
12. Rosenthal D, Dickman CA (1998) Thoracoscopic microsurgical excision of herniated thoracic discs. J Neurosurg 89:224–235
13. Winter RB, Lonstein JE, Denis F (1996) The risk of paraplegia secondary to segmental vessel vessel ligation. An analysis of 1197 consecutive anterior operations. Orthop Trans 19:616

3.3 Lendenwirbelsäule

3.3.1 Endoskopischer Zugang in den Retroperitonealraum: lumboskopische/ retroperitoneoskopische Spondylodese von Lendenwirbelkörperfrakturen

Die traumatisch bedingte Instabilität der Lendenwirbelsäule ist immer verursacht durch die ventrale Säule, die die Druckbelastung auf die Wirbelsäule aufnehmen muß. Eine suffiziente operative Stabilisierung kann somit nur über die Spondylodese dieser ventralen Säule erfolgen, was aus anatomischen Gründen von dorsal nur unvollständig möglich ist.

Die Langzeitergebnisse von dorsal stabilisierten Frakturen weisen Korrekturverluste von 10–14° auf [5]. Der ventrale Zugang zur Rumpfwirbelsäule ist als Lumbotomie mit einer hohen Morbidität, mit häufig auftretenden Schmerzsyndromen, Relaxatio der Bauchwand oder Neuralgien der dorsalen Segmentnerven behaftet. Da die häufigste Frakturlokalisation der Rumpfwirbelsäule mit ca. 70% den thorakolumbalen Übergang betrifft, wird die Morbidität des Zugangs durch die notwendige Zwerchfellablösung noch erhöht.

Der 1. Lendenwirbelkörper ist thorakoskopisch durch Zwerchfellkerbung noch erreichbar. In Höhe des 2. Lendenwirbelkörpers ziehen jedoch die Nierenhilusgefäße nach lateral und bedingen ein erhebliches Risiko, wenn versucht wird, von thorakal über eine Zwerchfelluntertunnelung dorthin zu gelangen. Genau dieser Bereich des thorakolumbalen Überganges, der bei Rumpfwirbelsäulenfrakturen die häufigste Lokalisation darstellt, war weder von kranial thorakoskopisch noch retroperitoneal über einen kleinen Zugang darstellbar.

Deshalb suchten wir eine Lösung für die Exposition des gesamten retroperitonealen Raumes über eine minimal-invasive Technik. Dabei war unser vorrangiges Ziel nicht nur einen segmentalen Abschnitt darzustellen, sondern die Lendenwirbelsäule in ihrer gesamten Längsausdehnung erreichbar zu machen.

3.3.1.1 Indikationen

- Bandscheibenvorfall
- Frakturen
- Tumoren

3.3.1.2 Kontraindikationen

- Vorausgegangene retroperitoneale Operationen
- Aortenaneurysma
- Kavathrombose mit Umgehungskreislauf

3.3.1.3 Technik

Vorbereitung. Die Fraktur des Lendenwirbelkörpers wird bei Instabilität initial aufgerichtet und mit dem Fixateur interne stabilisiert. Die bei dieser Operation durchgeführte Diskographie der oberen und unteren angrenzenden Bandscheibe stellt die Indikation zur zweizeitigen ventralen Spondylodese. Begleitverletzungen und der Zustand des Patienten entscheiden über den Zeitpunkt des Zweiteingriffes.

Am Vortag der Operation wird der Patient suffizient abgeführt (Klean-Prep, Norgine Marburg), damit sich der Retroperitonealraum unter dem Druck des CO_2-Gases entfalten kann. Nur bei L1-Frakturen wird der Patient doppellumig intubiert, um im Bedarfsfall die Option der Einlungenbeatmung wahrnehmen zu können.

Lagerung. Der Patient ist streng rechtsseitig gelagert. Das rechte Bein ist gestreckt, das linke Bein ist in der Hüfte gebeugt. Die Hüftbeugung bewirkt, daß sich der linke Psoas entspannt (Abb. 3.24). Die Relaxation des Psoas erleichtert die Ablösung der am Wirbelkörper medial ansetzenden Muskelfasern und das Fernhalten des Muskels aus dem Operationsfeld. Der linke Arm des Patienten wird vor dem Kopf horizontal auf einer Stütze gelagert.

Der Operationstisch muß unter der Lendenwirbelsäule aufgeklappt werden können. Die Säule des Tisches darf dem C-Bogen nicht im Wege stehen. Vor der sterilen Abdeckung werden der frakturierte Wirbelkörper sowie die benachbarten intakten Wirbelkörper unter Durchleuchtung auf der Haut angezeichnet. Auch die Kontur der Zwerchfellkuppel wird markiert.

Positionierung des Operationsteams. Ein endoskopisch erfahrener Chirurg, ein Wirbelsäulenchirurg, ein Assistent (oder Roboter) und die Op.-Schwester bilden das Team. Der Roboter wird hinter dem Rücken des Patienten in Höhe der Schulter am Tisch positioniert. Der endoskopische

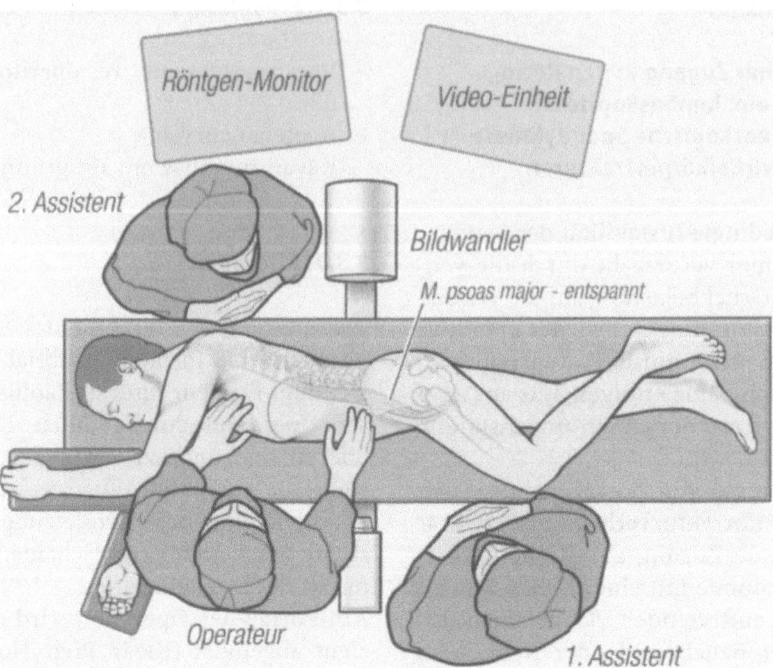

Abb. 3.24. Lumboskopischer Zugang: Lage des Patienten auf dem Operationstisch. Das linke Bein ist in der Hüfte gebeugt. – Positionierung des Operationsteams und Anordnung der Geräte

Chirurg steht in Höhe des Beckens vor dem Patienten, der Wirbelsäulenchirurg kranialwärts neben ihm, die Op.-Schwester hinter beiden. Der C-Bogen, der Röntgenmonitor und der Videoturm stehen von links nach rechts in Blickrichtung der Operateure hinter dem Patienten (Abb. 3.24).

Instrumentarium. Für die Retroperitoneoskopie und die Instrumentierung der Wirbelkörperfraktur sind spezielle Trokare und Instrumente erforderlich (s. Übersicht). Für die Schaffung des retroperitonealen Raumes verwendeten wir anfangs einen Ballontrokar. Nach der Entnahme des Beckenkammspanes setzen wir einen 33-mm-Trokar (Ethicon Endo-Surgery) zur einmaligen Anwendung ein. Für die Instrumentierung werden die Meißel, Küretten und Löffel verwendet, die auch bei der Thorakoskopie genutzt werden.

3.3.1.4 Operationsschritte

Plazieren der Trokare. Zu Beginn der Operation muß sichergestellt sein, daß der Patient relaxiert ist. 2 cm kranial der Crista iliaca wird eine zum Beckenkamm parallel verlaufende Linie von 4 cm

---

Instrumentarium für die lumboskopische Spondylodese

- 30°-Optik (10 mm)
- 11-mm-Trokare (3)
- 10-mm-Taststab
- 10-mm-Fächerretraktor
- 5-mm-Präparierzange n. Kelly
- 5-mm-Präparierschere
- 10-mm-Clipapplikator
- 10-mm-Tupferzange
- 5-mm-Saug-/Spülrohr
- 7-mm-Meißel
- 10-mm-Meißel
- Ringkürette
- Kürette, scharf, löffelförmig, oval
- Kürette, scharf, löffelförmig, rund
- Knochenstanzen
- Raspatorium
- Raspel
- Rongeur
- Stößel
- Pfriem
- Distanzmeßinstrument
- Schraubendreher
- Ultracision (Ethicon Endo-Surgery)
- 33-mm-Trokar (Ethicon Endo-Surgery)

Länge angezeichnet. Die Linie beginnt dorsal an der mittleren Axillarlinie und zieht nach ventral. Auf dem dorsalen Ende der Linie wird eine 2 cm lange Hautinzision ausgeführt und das subkutane Fettgewebe durchtrennt. Mit der Schere werden die Fasern des M. obliquus externus abdominis gespalten und mit 2 Langenbeck-Häkchen offengehalten. Es folgt die Spreizung der darunter kreuzenden Fasern des M. obliquus internus, die nach Umsetzung der Langenbeck-Häkchen mitgefaßt werden.

Zuletzt wird der M. transversus abdominis mit der Fascia transversalis gespalten und die Häkchen umgesetzt. Mit dem Finger kann jetzt das retroperitoneale Fett getastet werden. Die Fingerspitze erreicht den M. psoas und ertastet dessen Vorwölbung nach ventral.

Bei den ersten 6 Lumboskopien verwendeten wir für die Exposition des retroperitonealen Raumes einen Ballontrokar. Wenn dieser spezielle Trokar zum Einsatz kommt, gilt folgendes Procedere: Der ertastete Verlauf des Psoas ist für die Plazierung des Ballontrokars von besonderer Bedeutung. Bei Abweichung von der vorgetasteten Richtung kann der Ballontrokar in den Psoas gerammt werden und die Eröffnung des Retroperitonealraumes fehlschlagen. Der Trokar mit dem Ballon (Spacer) wird, schräg in Richtung Zwerchfell, entlang des Psoas ca. 10 cm tief vorgeschoben. Der Mandrain wird entfernt und an seiner Stelle die Optik eingeführt. Der Ballon wird mit 400 ml Kochsalz gefüllt, so daß ein definierter Raum entsprechenden Volumens entsteht. Mit der Optik erkennt man das einströmende Kochsalz und durch den semitransparenten Ballon die Aufweitung des retroperitonealen Raumes. Das Kochsalz wird dann wieder abgelassen und der Ballon entfernt.

Ein weiterer wichtiger Schritt in der Kreation des retroperitonealen Raumes ist das Austasten der kleinen Höhle mit dem Zeigefinger unterhalb der Faszie. Das in diesem Bereich locker adhärente Peritoneum wird mit dem Finger ventralwärts abgelöst. In diese Inzision wird ein 11-mm-Stahltrokar eingesetzt und mit einer Naht gasdicht verschlossen. Über diesen Trokar wird CO_2-Gas, druckbegrenzt auf 12 mmHg, insuffliert. Die 30°-Optik wird eingeführt und der so geschaffene retroperitoneale Raum inspiziert.

Unter dem Gasdruck von 12 mm Hg hat das Ausgangsvolumen von 400 ml um das Mehrfache zugenommen. Feine Bindegewebssträng durchziehen den Raum. Auf der vorgezeichneten Linie wird auf dem ventralen Endpunkt ein weiterer 11-mm-Stahltrokar plaziert. Weil zuvor mit dem Finger das Peritoneum ventralwärts abgeschoben wurde, liegt auch der zweite Trokar sicher extraperitoneal.

Auf den Ballontrokar kann verzichtet werden, ohne daß dadurch die Entfaltung des retroperitonealen Raumes erschwert wäre. Dann gilt folgendes Vorgehen, das wir heute ausschließlich anwenden: Wenn die Muskelschichten bis auf das retroperitoneale Fett gespalten sind, wird mit dem Zeigefinger die retroperitoneale Höhle stumpf erweitert. Besondere Bedeutung hat dabei die Erweiterung des Raumes nach ventral und die Abschiebung des Peritoneums bauchhöhlenwärts. In den erweiterten Raum wird 2 cm neben dem im Retroperitoneum tastenten Finger unter dessen Kontrolle und Führung ein 11-mm-Stahltrokar eingeführt. Der Finger wird zurückgezogen, in die Lücke der zweite 11-mm-Stahltrokar eingesetzt und mittels Tabaksbeutelnaht gasdicht verschlossen. Über einen der Trokare wird die Optik eingeführt, über den anderen die Tupferzange.

Exposition des Retroperitoneums. Unter Sicht der Kamera wird der Retroperitonealraum mit der Tupferzange stumpf erweitert. Unter dem Gasdruck hat sich die linke Niere mit dem dazugehörigen Kapselfett bereits von dorsal abgehoben (Abb. 3.25). Sie wird ohne großen Druck mit der Tupferzange endgültig bauchhöhlenwärts mobilisiert. Gleichzeitig mit diesem Manöver wird auch die A. und V. lienalis von der Lendenwirbelsäule abgehoben. Ebenso abgehoben werden der Ureter und die Testikular-/Ovarialgefäße, die in dem retroperitonealen Fettgewebe eingebettet sind, welches wiederum mit dem Peritonealsack verwachsen ist. Bindegewebssträng werden mit dem Ultraschallmesser durchtrennt (Abb. 3.26). Besonders behutsam muß das Peritoneum am Unterrand des Zwerchfells abgeschoben werden, weil hier die Verbindungen fest sind und das Peritoneum einzureißen droht.

Als Resultat aus Gasdruck und mechanischer Mobilisation mit dem Präpariertupfer resultiert ein Raum, der wie folgt begrenzt ist (Abb. 3.27): Aus der 30°-Blickrichtung vom Beckenkamm betrachtet liegt am Monitoroberrand die Flanke der Bauchwand. Am rechten Bildschirmrand ist der dorsale Anteil der Bauchwand erkennbar, links das Peritoneum mit der daran fixierten Niere und dem abgehobenen retroperitonealen Fettgewebe.

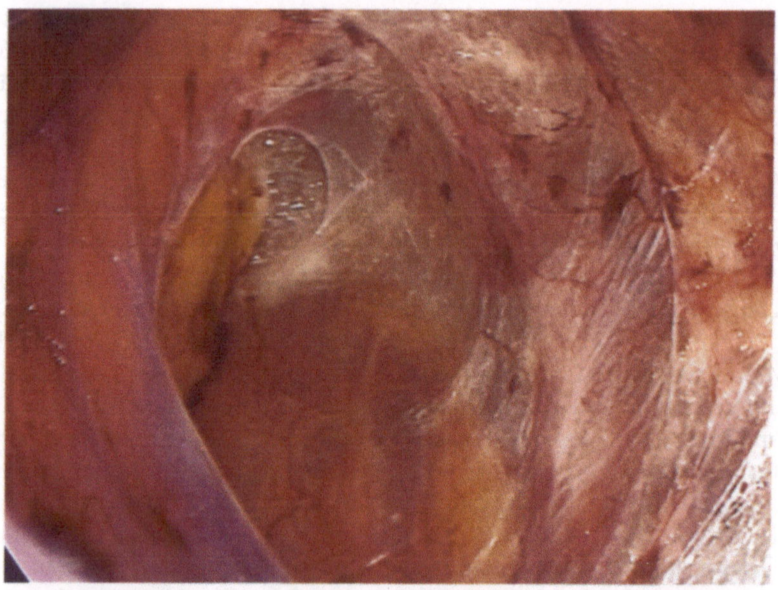

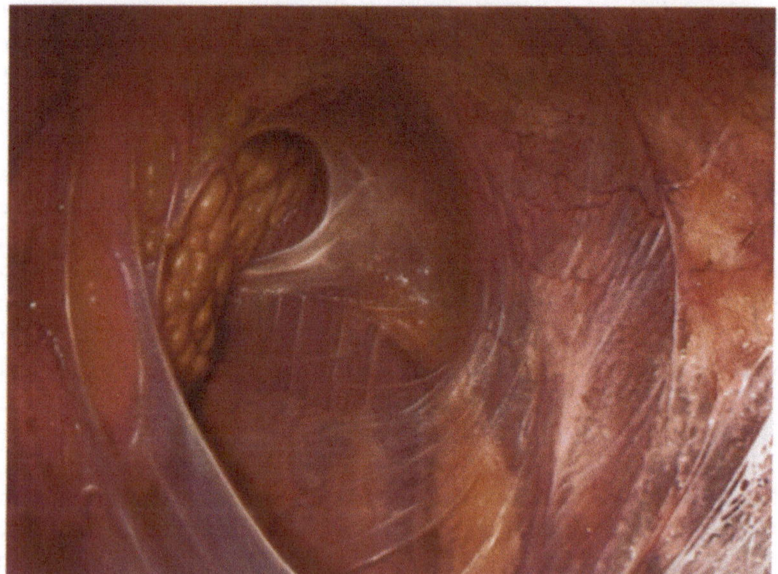

Abb. 3.25. Blick vom Beckenkamm in den Retroperitonealraum. *Links:* Rückseite der Bauchhöhle. *Rechts:* Rücken. *Bildmitte:* Längsverlauf des M. psoas. *Bildtiefe:* Bindegewebsschlieren unter der Zwerchfellkupel

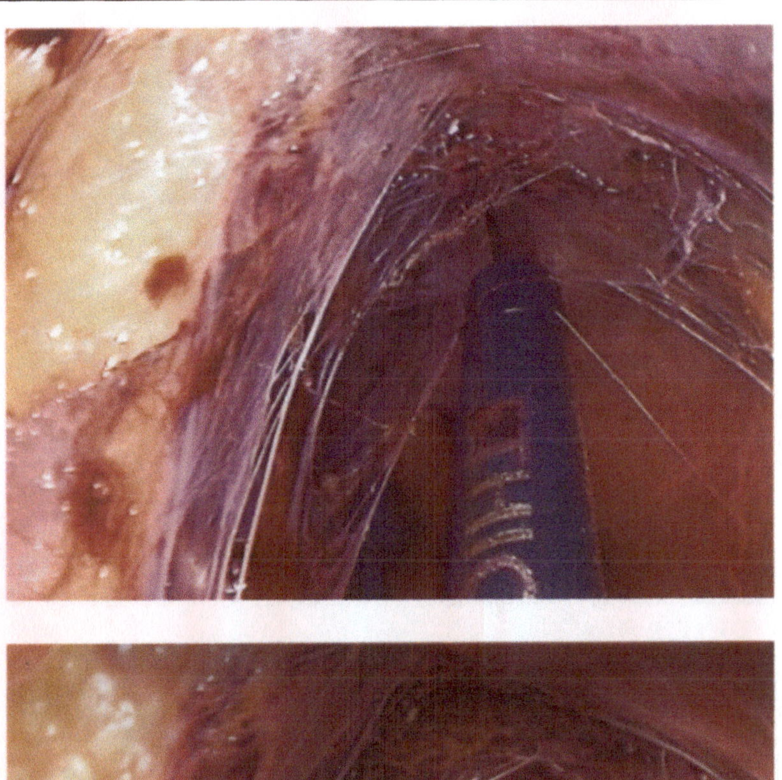

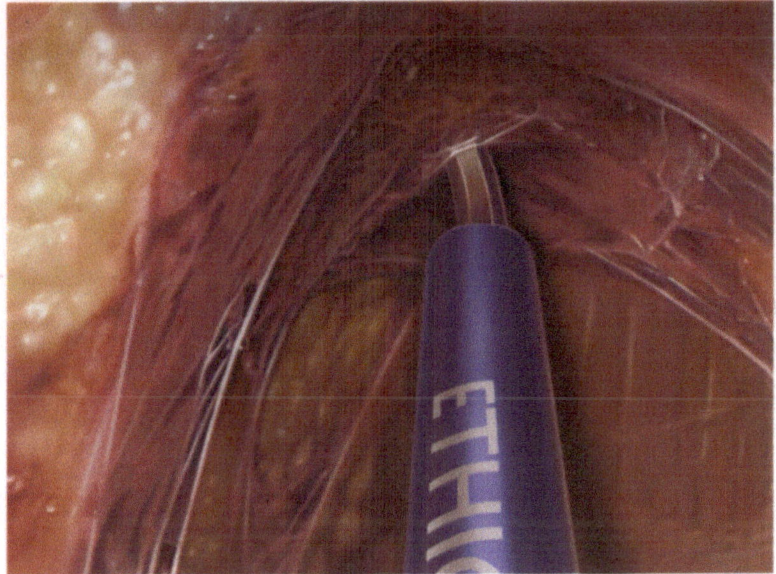

Abb. 3.26. Durchtrennen von Bindegewebssträngen mit dem Ultraschallmesser (Ultracision, Ethicon Endo-Surgery)

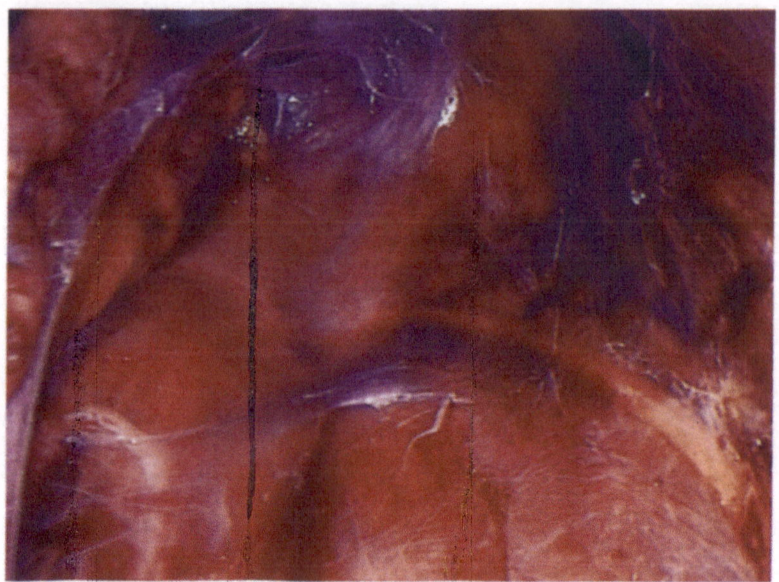

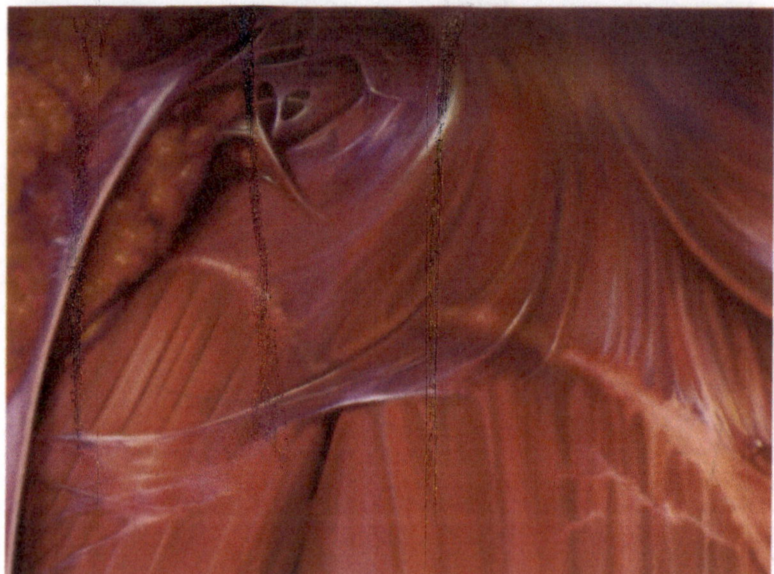

Abb. 3.27. Blick in den Retroperitonealraum. *Linker Bildrand:* Peritoneal-sack mit Niere. *Boden/Bildmitte:* Links M. psoas, rechts M. quadratus lumborum. *Rechter Bildrand:* Rücken. *In der Tiefe:* Zwerchfellkuppel

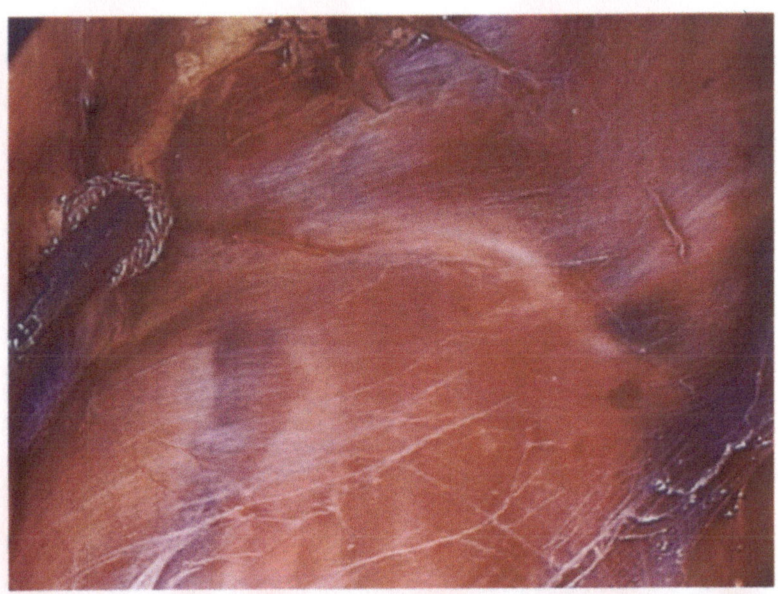

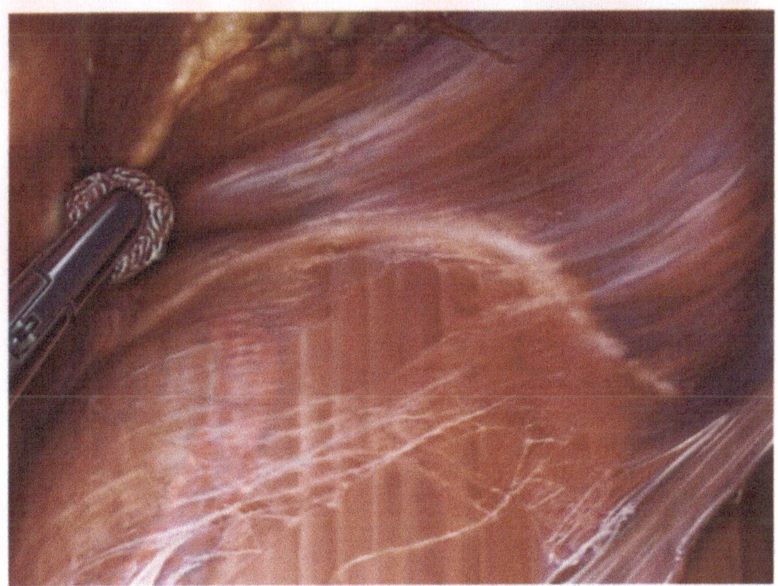

Abb. 3.28. Blick vom Beckenkamm auf den Unterrand der Zwerchfellar-
kade. Das Zwerchfell überkreuzt bogenförmig den Ursprung des M. psoas
in Höhe von L1

In der Bildtiefe blickt man unter die Kuppel des Zwerchfells. Der bogenförmige Verlauf der Muskelfasern der Zwerchfellschenkel ist über dem M. psoas detailliert erkennbar (Abb. 3.28). Auf dem Boden des dargestellten Raumes verläuft der M. psoas und der M. quadratus lumborum. An seinem kranialen Ansatz bedeckt er den 1. Lendenwirbelkörper zum Teil. Nach distal verdeckt der M. psoas mit seiner Muskelmasse die Wirbelkörper vollständig.

Exposition der Lendenwirbelkörper. Für die Exposition der Lendenwirbelkörper werden 2 weitere Trokare plaziert. Um sicher zu sein, daß das Peritoneum weit genug bauchhöhlenwärts abgeschoben ist, stechen wir zur Probe eine Kanüle an der Stelle des zu plazierenden Trokars ein (Abb. 3.29). Ein 11-mm-Trokar wird ventral vor dem angezeichneten frakturierten Wirbelkörper in der vorderen Axillarlinie eingeführt, so daß die Wirbelsäule in einem anterolateralen Winkel von ca. 30°

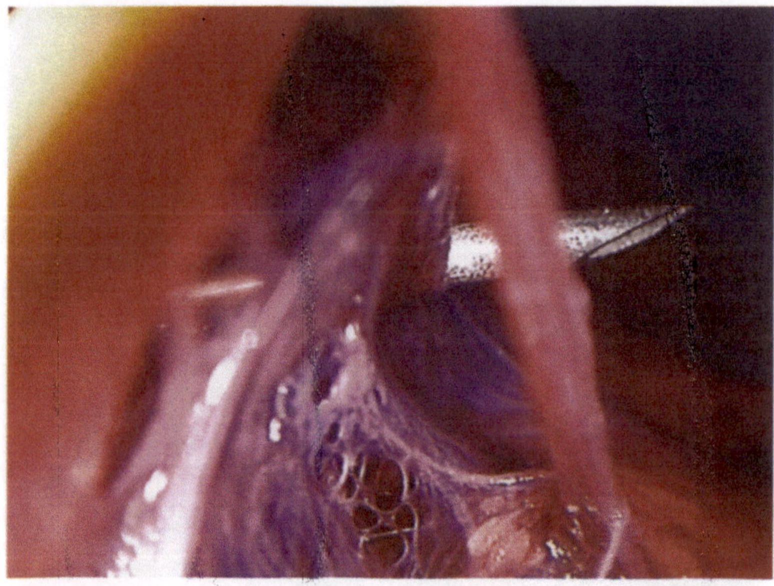

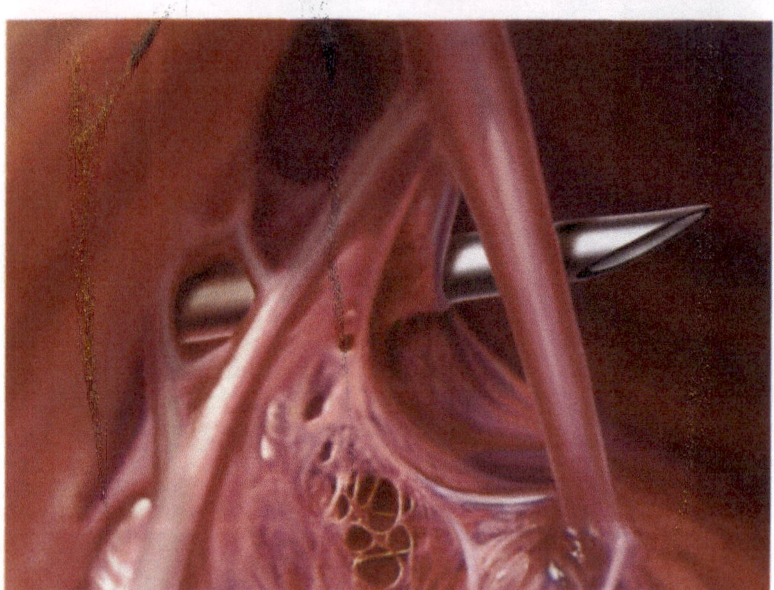

Abb. 3.29. Das Sichtbarwerden der kurzen Kanüle im Retroperitonealraum zeigt an, daß das Peritoneum ausreichend weit bauchhöhlenwärts abgelöst ist

erreicht wird. Aus seiner Position erfolgt später die Instrumentierung der Fraktur. Kranial daneben wird ein zweiter 11-mm-Trokar gesetzt, der für die Optik erforderlich ist.

Die Präparation des Retroperitonealraumes erfolgte vom Beckenkamm aus, die Instrumentierung der Wirbelsäule erfolgt über die Trokare, die den Wirbelkörpern gegenüberliegen (Abb. 3.30, 3.31).

Exposition von L1 (Abb. 3.32). Der auf den 1. Lendenwirbelkörper ausgerichtete Trokar liegt zwischen der 11. und 12. Rippe und durchkreuzt den Recessus phrenicokostalis weit unten, wo der Spalt sehr eng ist. Dieser Trokar liegt in einem Bereich, in den sich die Lunge bei normaler Ventilation nicht ausdehnt. Ein weiterer Trokar wird, ebenfalls auf der vorderen Axillarlinie, kaudal davon in den Retroperitonealraum eingeführt. Die Kamera

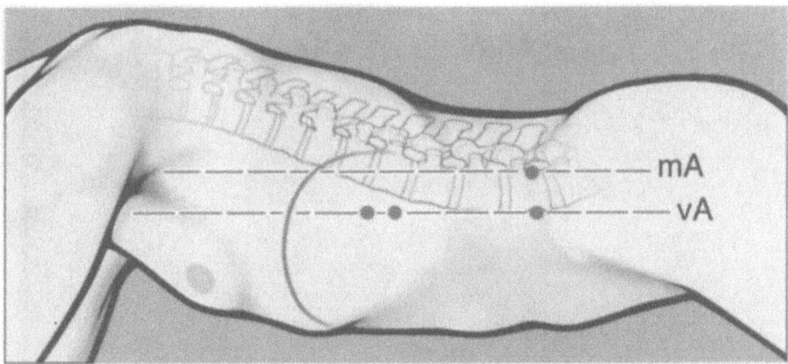

Abb. 3.30. Anordnung der Trokare für die lumboskopische Spondylodese. *mA* mittlere Axillarlinie; *vA* vordere Axillarlinie; ● Trokarpositionen

wird über den kranialen Trokar in Position gebracht und vom Roboter geführt. Sie blickt auf die horizontalliegende Wirbelsäule, die vom Psoas überlagert ist (Abb. 3.33).

An der Vorderkante von L1 verläuft der mediale Rand des M. psoas, und es setzen die Crura des Zwerchfells an. Mit dem Ultraschallmesser wird der mediale Ansatz des Psoas abgelöst (Abb. 3.34) und das Zwerchfell eingekerbt. Mit dem Raspatorium kann dann der Muskel vom seitlichen Rand des 1. Lendenwirbelkörpers abgeschoben werden. Die laterale Freilegung wird nach kranial auf die Bandscheibe zwischen T12 und L1 und auf den unteren Abschnitt von T12 ausgedehnt. Dabei kann der Recessus phrenicocostalis mit der Pleura parietalis eröffnet werden.

Es folgt die Exposition der distalen Bandscheibe zwischen L1 und L2 sowie die teilweise Freilegung von L2. Quer über den 1. Lendenwirbelkörper, senkrecht in der Blickrichtung der Kamera verlaufen die lumbalen Segmentgefäße in einem Tal. Sie werden mit dem Ultraschallmesser mobilisiert, aus der Position des Beckenkammtrokars mit der Schere unterfahren und aus der gleichen Richtung über den benachbarten Trokar geclippt und durchtrennt.

Exposition von L2 bis L5 (Abb. 3.35). Der Instrumentiertrokar wird gegenüber dem frakturierten Wirbelkörper plaziert, der Optiktrokar kranial davon. Bei den Lendenwirbelkörpern nimmt die abzulösende Muskelmasse des Psoas von kranial nach kaudal zu. Nach Ablösung muß der Muskel vom Wirbelkörper fern gehalten werden. Das kann mit dem Taststab, dem Sauger oder der Tupferzange von der Position der Beckenkammtrokare aus erfolgen. Die Beugung des Beines im

Hüftgelenk macht sich jetzt vorteilhaft bemerkbar, weil der Psoas entspannt ist und leichter weggehalten werden kann.

Es können auch 2 Kirschner-Drähte unter Durchleuchtung transkutan eingeführt und unter Verdrängung des Psoas nach dorsal in 2 Lendenwirbelkörper eingeschlagen werden. Sie halten auf diese Weise den Muskel von den zu instrumentierenden Wirbelkörpern fern und lassen die Trokare für andere Funktionen frei.

Für die Instrumentierung von Frakturen werden die Anteile des Psoas, die den Operationsbereich der Wirbelkörper überdecken, abgelöst. Das geschieht mit dem Ultraschallmesser, dem Raspatorium und dem breiten Meißel. Segmentgefäße werden mobilisiert, unterfahren, geclippt und durchtrennt.

Überprüfen der Bandscheibenintegrität. Da präoperativ die bildgebenden Verfahren CT und MRT nicht immer sicher die Unversehrtheit der frakturbenachbarten Bandscheiben klären können, empfiehlt sich die intraoperative Diskographie, wenn sie nicht beim Ersteingriff schon erfolgt ist. Die Bandscheibe wird mit einer langen Nadel unter Durchleuchtung zentral punktiert (Abb. 3.36) und mit unverdünntem Kontrastmittel (Ultravist, Schering) dargestellt. Bei intakten Bandscheiben stellt sich der Nucleus pulposus dar, bei rupturierten Bandscheiben kann eine größere Menge Kontrastmittel injiziert werden, das sich auch in den frakturierten Wirbelkörper ausbreitet. Dadurch wird die Indikation für eine mono- oder bisegmentale Fusion erhärtet.

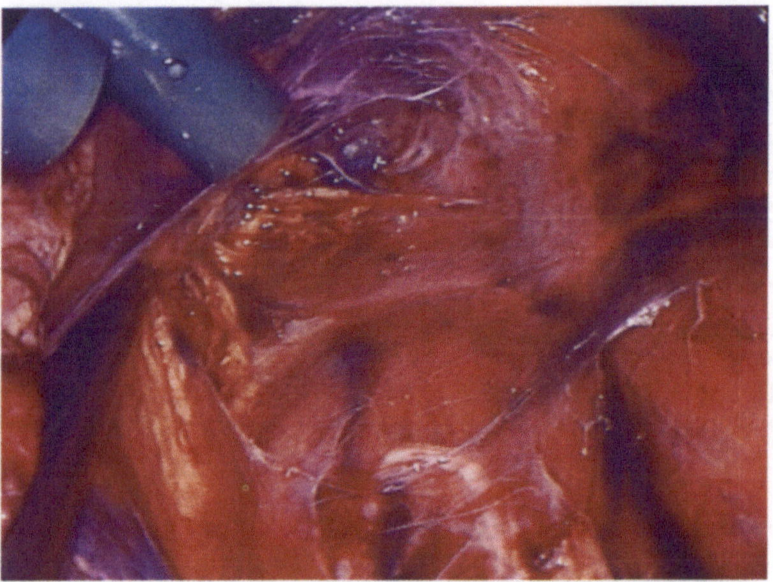

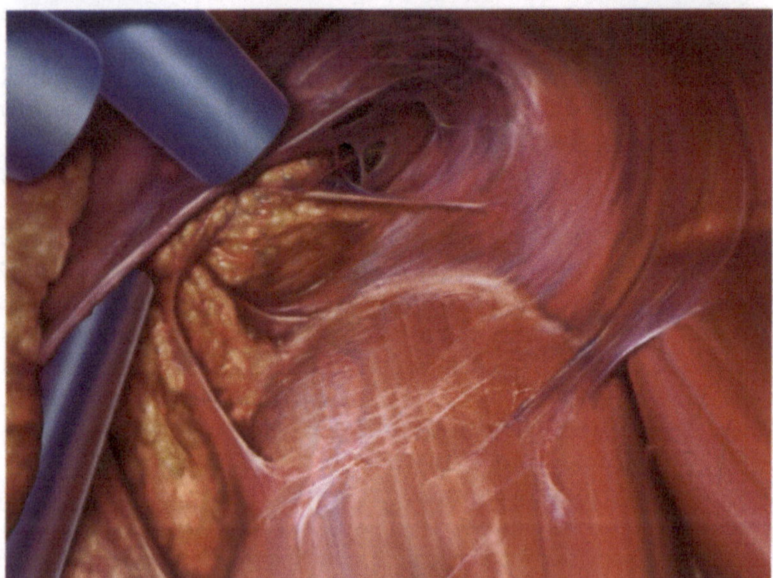

Abb. 3.31. Blick vom Beckenkamm auf die beiden Trokare, die der Fraktur gegenüberliegen

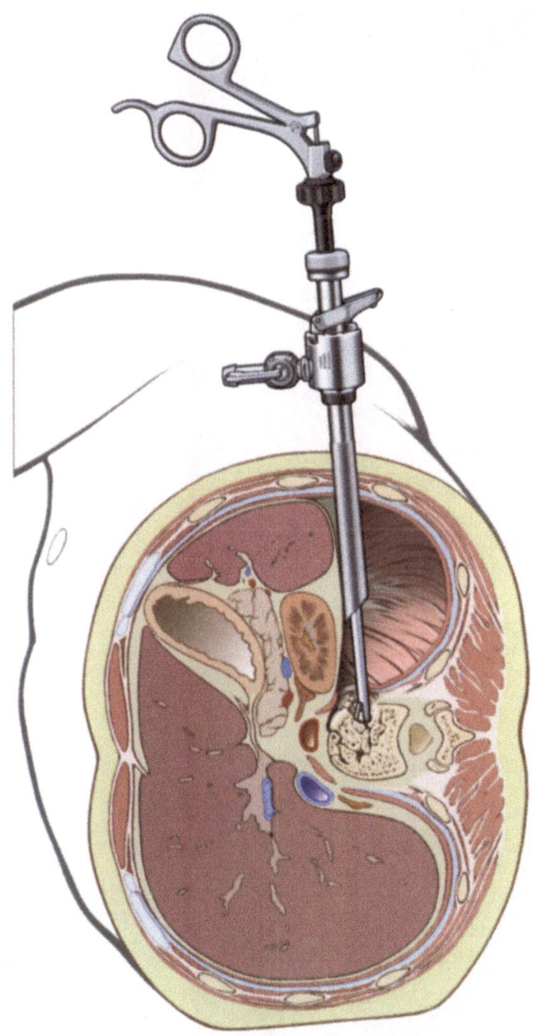

Abb. 3.32. Querschnitt in Höhe von L1 bei angelegtem Retropneumoperitoneum. Der Peritonealsack ist bauchhöhlenwärts verdrängt, die Niere abgehoben. Der Blick ist in die Zwerchfellkupel gerichtet. Mit dem Rongeur werden Knochenfragmente exstirpiert

Ausheben des Spanbettes. Analog zum thorakalen Vorgehen wird das Spanbett im mittleren Drittel der Wirbelsäule mit dem Meißel ausgehoben (Abb. 3.37–3.42). Die Begrenzung des Spanbettes wird unter Durchleuchtung kontrolliert.

Besonderheiten des Pneumoretroperitoneums. Besonderheiten ergeben sich durch die Aufrechterhaltung des Pneumoretroperitoneums. Der Operationssitus hat die Konfiguration eines breiten Spaltes. Dieser Spalt wird bei Gasverlusten während des Instrumentenwechsels über die Tro-

kare schmäler. Dadurch treten intermittierend Verzögerungen auf, bis der Situs durch nachströmendes Gas wieder vollständig entfaltet ist. Im Thorax kann kontinuierlich gesaugt werden, ohne daß dadurch der Raum verkleinert wird. In dem im Vergleich dazu schmalen retroperitonealen Raum wird beim Absaugen von Blut Gas mitgesaugt und damit der Situs eingeengt. Zwangsläufig ergeben sich dadurch längere Operationszeiten.

Eine weitere Besonderheit ist das Abströmen von CO_2 in den Thorax. Die beiden Trokare, die den Recessus phrenicocostalis durchkreuzen, gehen auch durch die Ausläufer des Zwerchfells. An der Durchtrittsstelle der Trokare durch das Zwerchfell strömt Gas in den Thorax. Im Verlauf der Operation tritt eine Druckangleichung zwischen dem Retroperitoneum und der Thoraxhöhle ein. Die Zweilungenbeatmung wird dadurch nicht wesentlich beeinflußt. Ein zusätzliches Gasleck in den Thorax kann die bereits erwähnte Eröffnung der Pleura parietalis bei der Spaltung des Zwerchfells sein.

Gleichfalls eine Besonderheit der Retroperitoneoskopie ist die Diffusion des Gases in die breite Fläche des abgehobenen Peritoneums. Die Summe aus dem Gasverlust über die Dichtungen der Trokare, neben den Trokaren in den Thorax, durch die eröffnete Pleura parietalis und durch die Gewebsdiffusion kann sich auf über 100 Liter addieren.

Entnahme des Beckenkammspanes. Wenn das Spanbett ausgehoben ist, wird das Pneumoretroperitoneum aufgehoben. Die beiden Trokare am Oberrand des Beckenkammes werden entfernt, und die Hautbrücke zwischen den Inzisionen wird gespalten. Daraus resultiert eine 4–6 cm lange Inzision, über die der Beckenkammspan entnommen werden kann. Die Inzisionslänge reicht für die Entnahme eines Blockes zur bisegmentalen Spondylodese aus.

Nach Verschluß der Knochenentnahmestelle durch Fasziennaht und Drainage wird die Inzision genutzt, um einen größeren (33 mm) Trokar (Endopath, Ethicon Endo-Surgery, Hamburg) zu plazieren. Mit dem Trokar ist das Retroperitoneum wieder gasdicht versiegelt.

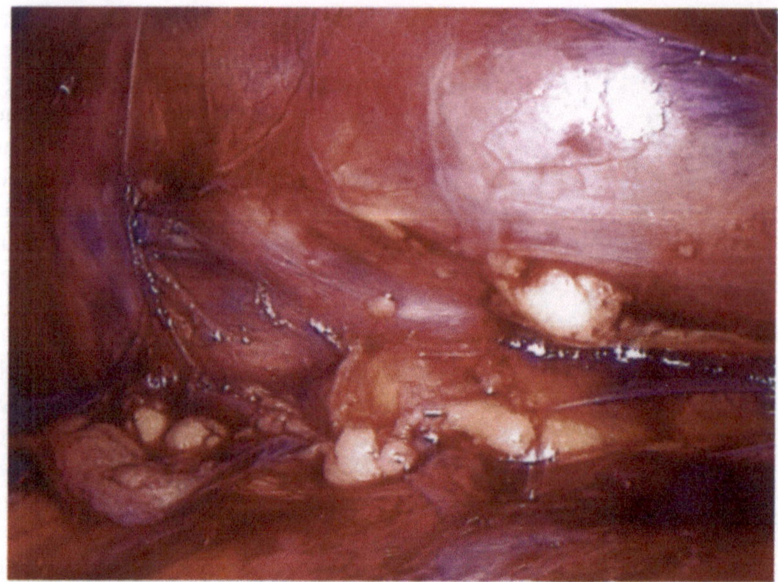

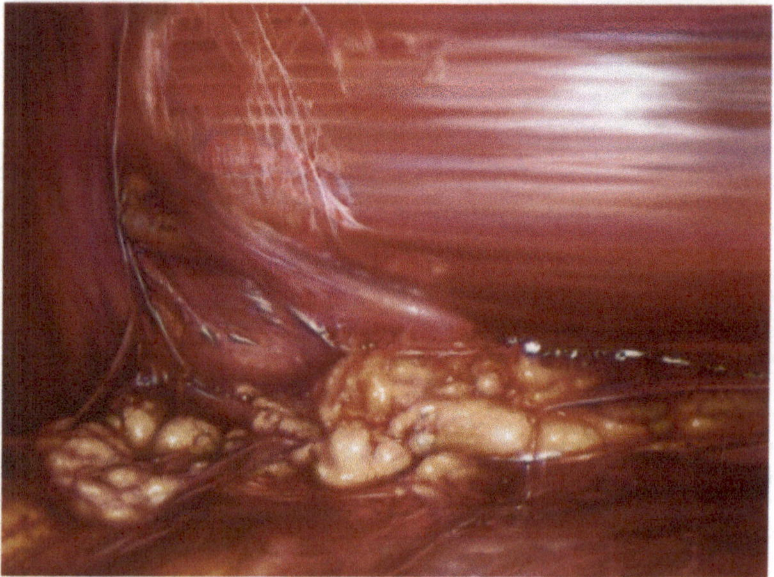

Abb. 3.33. Blick von dem Trokar, der auf die Fraktur ausgerichtet ist. *In der oberen Bildhälfte* verläuft der M. psoas horizontal. *Am Bildunterrand* ist der Peritonealsack erkennbar. Der Vorderrand der Lendenwirbelsäule ist von retroperitonealem Fett bedeckt

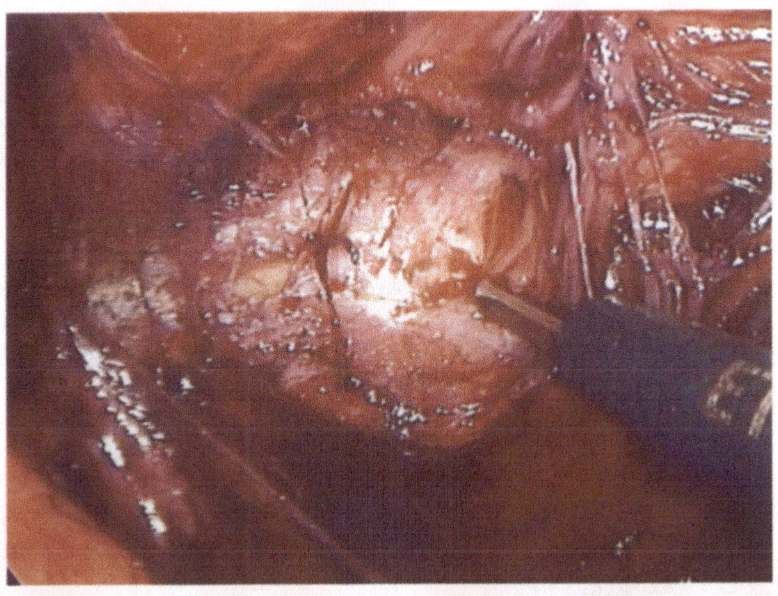

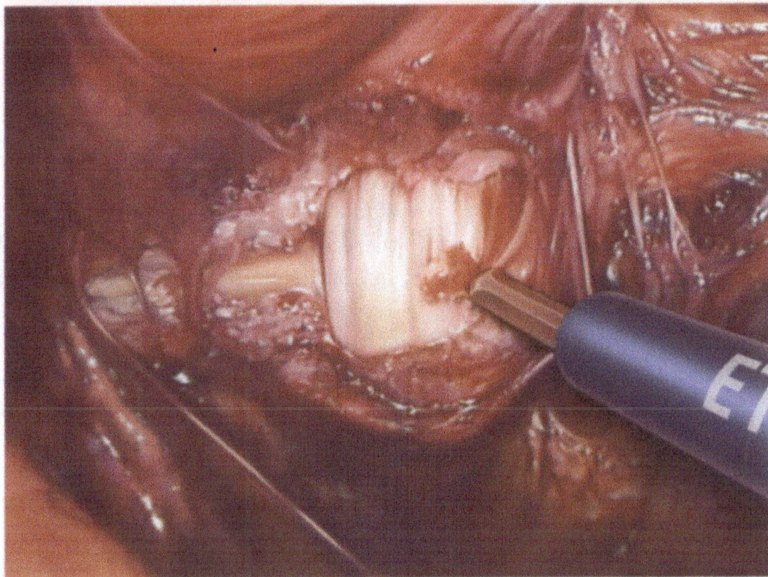

Abb. 3.34. Der mediale Rand des M. psoas wird mit dem Ultrschallmesser abgelöst. Die Bandscheibe erscheint weiß

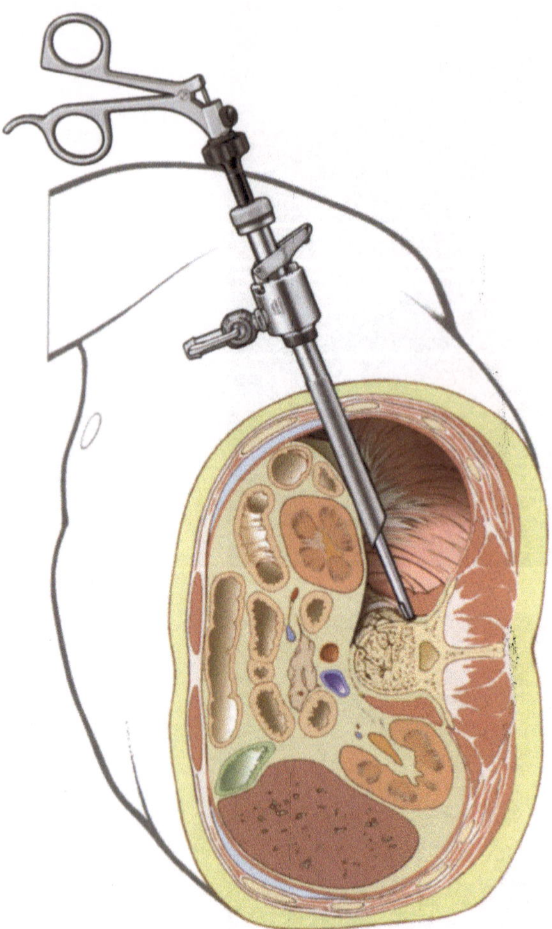

Abb. 3.35. Querschnitt in Höhe von L3. Vor der Spitze des Instrumentes liegt der M. psoas

Einbringen des Spanes. Dieser transparente Einmaltrokar hat eine Bergehülse, über die der Beckenkammspan ohne Gasverlust eingebracht werden kann (Abb. 3.43). Sollte er in seinen Dimensionen nicht passen, kann er leicht herausgenommen und nachkorrigiert werden.

Die Anbringung eines Fadens wie bei dem thorakalen Block ist nicht zwingend erforderlich. Die Bergehülse ist so weit, daß der Block in der Hülse mit einer gezahnten Faßzange gehalten werden kann. Mit der Faßzange wird der Block auf das Spanbett gesetzt und über den senkrecht gegenüberliegenden Trokar mit dem Stößel eingefalzt (Abb. 3.44, 3.45).

Anbringen der Titanplatte. Das Einführen der entsprechend langen Titanplatte erfolgt auf die gleiche Weise wie die Einbringung des Spanes. Unter Durchleuchtung wird die Platte korrekt plaziert, so daß die endständigen Schraubenlöcher über den intakten Wirbelkörpern kranial und kaudal zu liegen kommen, ohne mit den in situ befindlichen Schanzschrauben des Fixateur interne zu kollidieren (Abb. 3.46). Die Eindringtiefe und Lage der 35/40-mm-Spongiosaschrauben wird in seitlicher und anteroposteriorer Durchleuchtung kontrolliert.

Drainagen und Verschluß der Trokarpositionen. Nach dem Anbringen der Platte wird unter Kamerasicht eine Robinson-Drainage (20 Charr) über einen der Trokare in den Retroperitonealraum plaziert (Abb. 3.47). Nach der Instrumentierung von L1-Frakturen legen wir immer, auch wenn die Pleura parietalis nicht erkennbar eröffnet wurde, eine englumige Thoraxdrainage durch den am weitesten kranial gelegenen Trokar. Weil dieser Trokar den Rezessus durchquert, stellt seine Eintrittspforte den idealen Zugang in den Thorax dar (Abb. 3.48).

Auch diese Drainage wird gelegt, solange die Optik den Retroperitonealraum im Visier hat, um sicherzustellen, daß sie intrathorakal liegt. Die Trokarlücken im Zwerchfell müssen nicht verschlossen werden. Gleiches gilt für die Zwerchfellkerbe und den Spalt in der Pleura parietalis. Nach Entfernen der Trokare wird die Faszie an der Stelle des Beckenkammtrokares verschlossen, an allen Trokarpositionen die Hautinzision. Die Thorax- und die Robinson-Drainage werden in der Regel am zweiten postoperativen Tag entfernt.

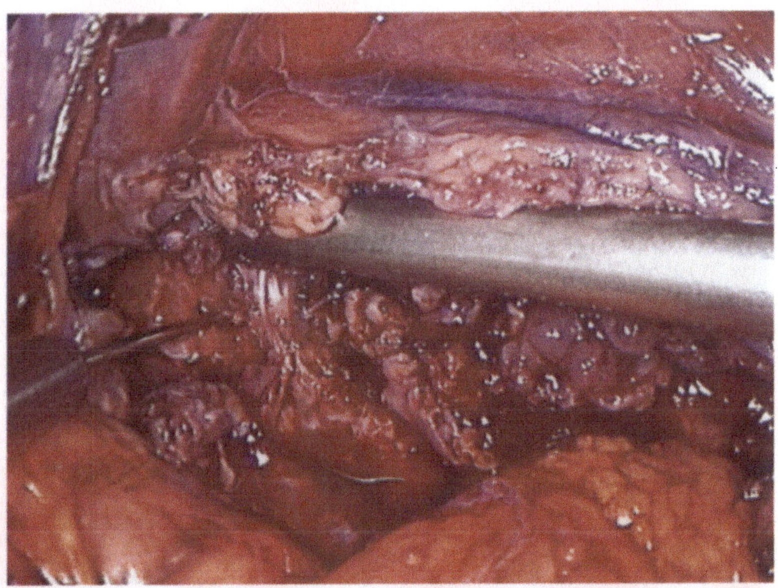

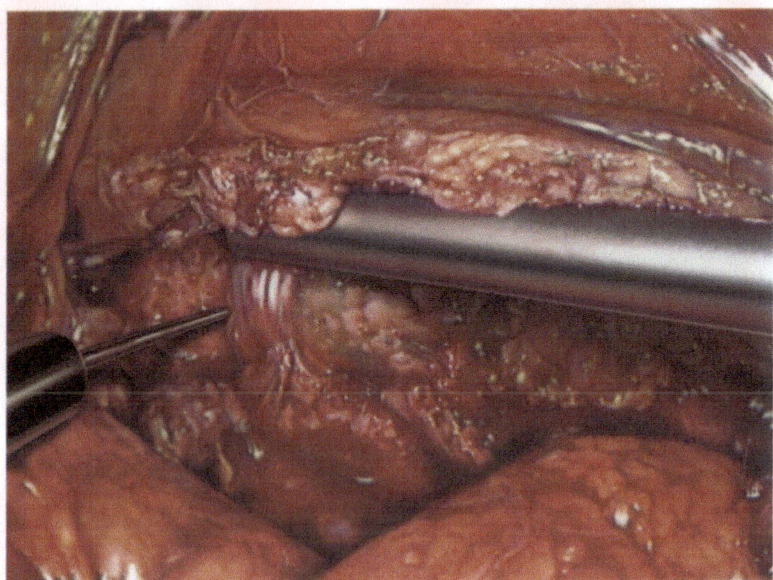

Abb. 3.36. Die Spitze der Punktionsnadel (*links*) für die Diskographie ist in die Bandscheibe eingestochen. Mit dem Sauger wird der M. psoas hochgehalten

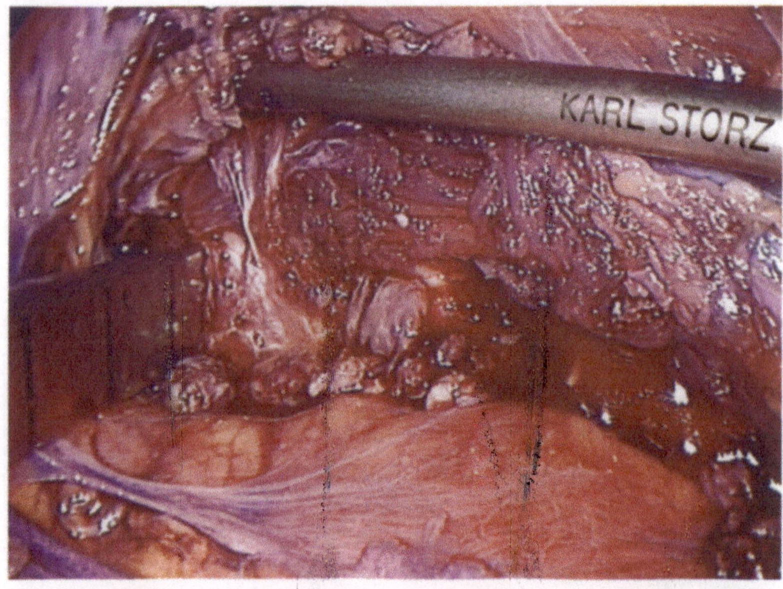

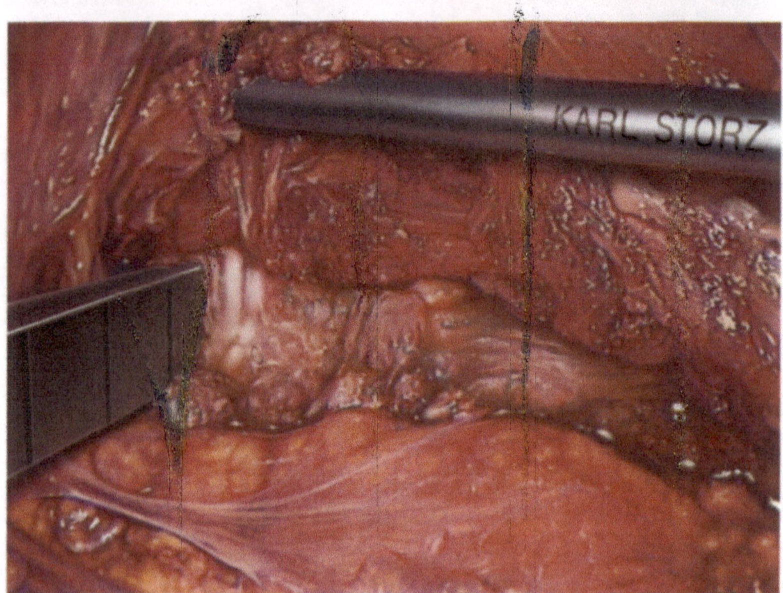

Abb. 3.37. Mit dem Meißel wird die Bandscheibe vom Unterrand der Deckplatte abgelöst. Der M. psoas wird mit dem Sauger angehoben

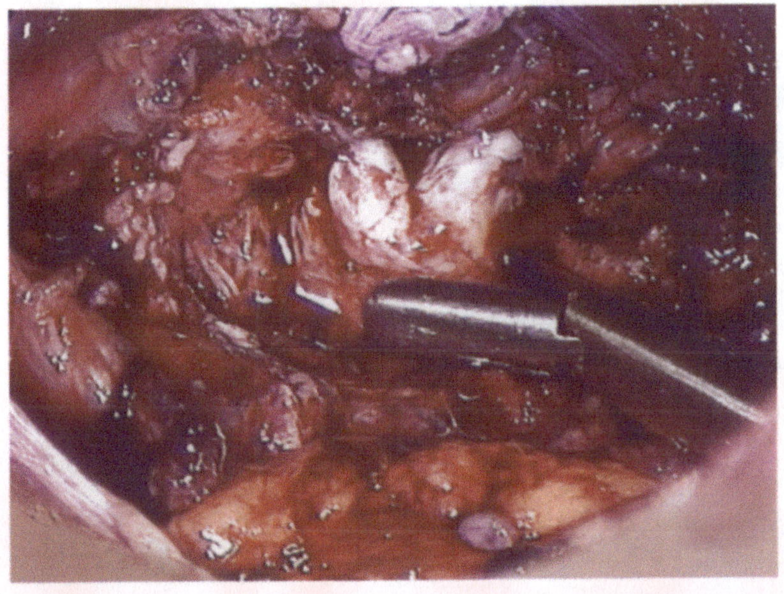

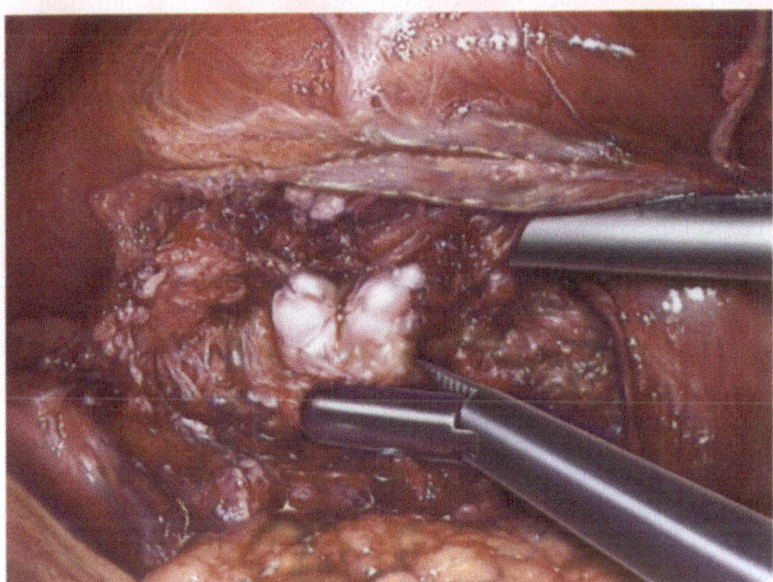

Abb. 3.38. Entfernen von Bandscheibenanteilen mit dem Rongeur

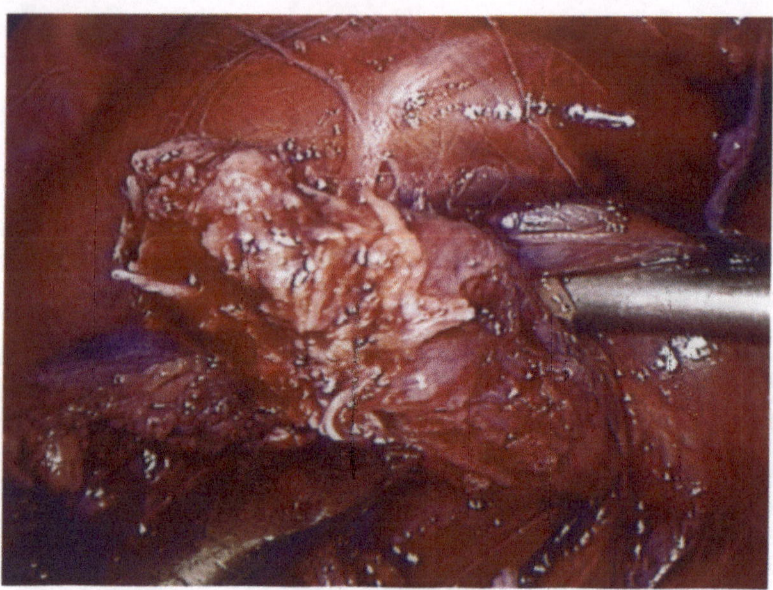

Abb. 3.39. Auslösen eines Bandscheiben-Knochen-Fragmentes mit dem Raspatorium (*unterer Bildrand*). Der Sauger (*rechts*) hält den M. psoas hoch

3.3.1.5 Nachbehandlung

Die Patienten werden in der Regel 48 h auf der Intensivstation betreut, bei Kombinationsverletzungen entsprechend länger. Wenn wegen der erfolgten Zwerchfellkerbung (bei L1-Frakturen) eine Verbindung von Thorax und Retroperitonealraum besteht, ist das Drainagenmanagement von großer Bedeutung. Zuerst wird die retroperitoneale Drainage entfernt, dann die Thoraxdrainage abgeklemmt und nach 2 h eine Thoraxröntgenaufnahme angefertigt. Wenn die Lunge der Thoraxwand anliegt, kann die Thoraxdrainage gezogen werden.

Wenn die Drainagen nach 48–72 h gezogen sind, wird der Patient mobilisiert, d.h., er kann sich frei bewegen. Der Fixateur interne wird nach einem Jahr entfernt.

Achtung: Wenn zuerst die Thoraxdrainage entfernt wird und die retroperitoneale Robinson-Drainage in situ verbleibt, kann über diese Robinson-Drainage Luft angesaugt werden und über die Verbindung zur Thoraxhöhle ein Pneumothorax eintreten. Diesen Fall hatten wir einmal zu verzeichnen. Zuerst die Robinson-Drainage ziehen!

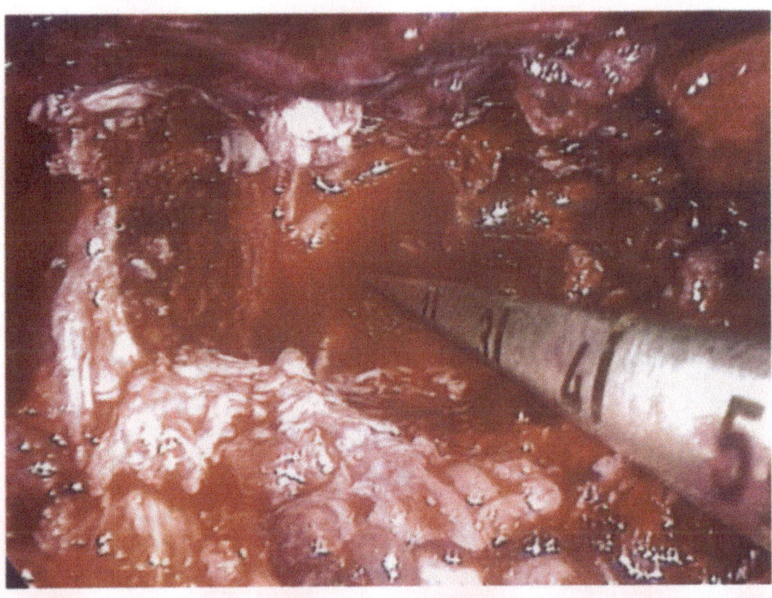

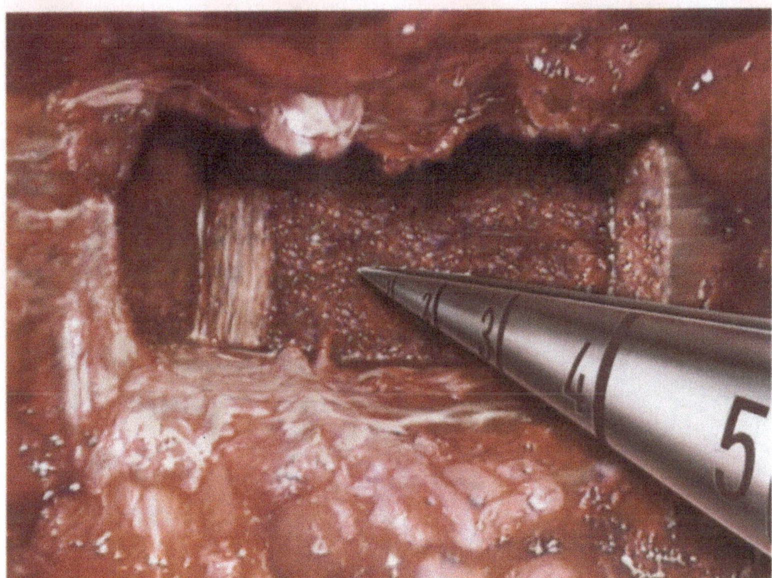

Abb. 3.40. Spanbett vor Fertigstellung. Nivellierung des Bodens in 3 cm Tiefe mit dem Meißel

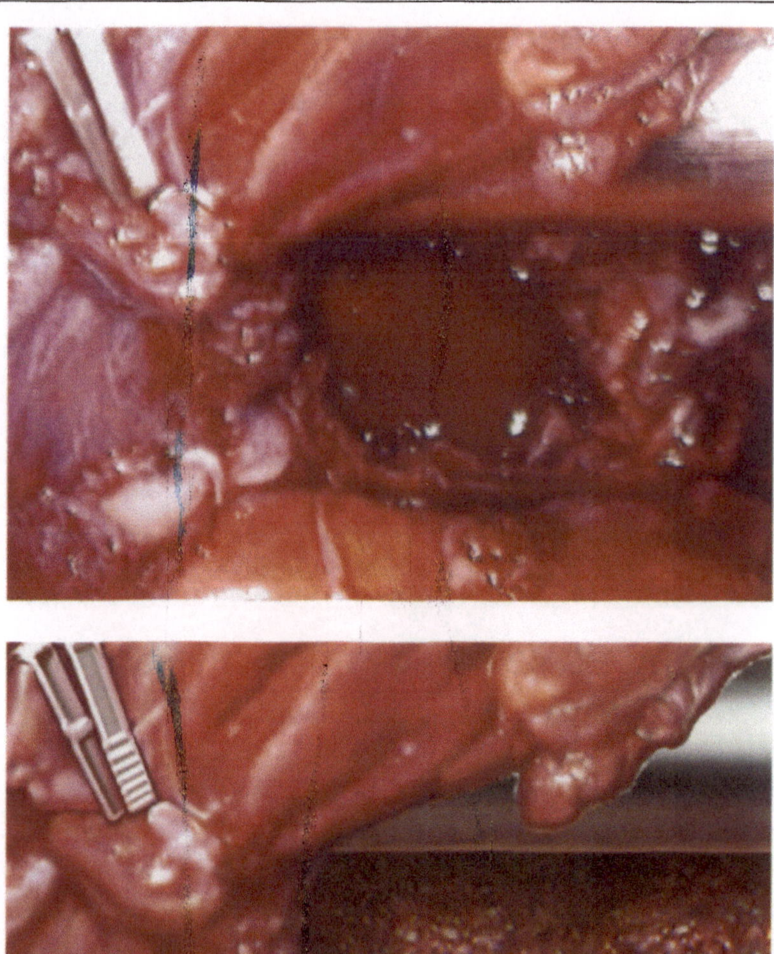

Abb. 3.41. Ausgehobenes Spanbett

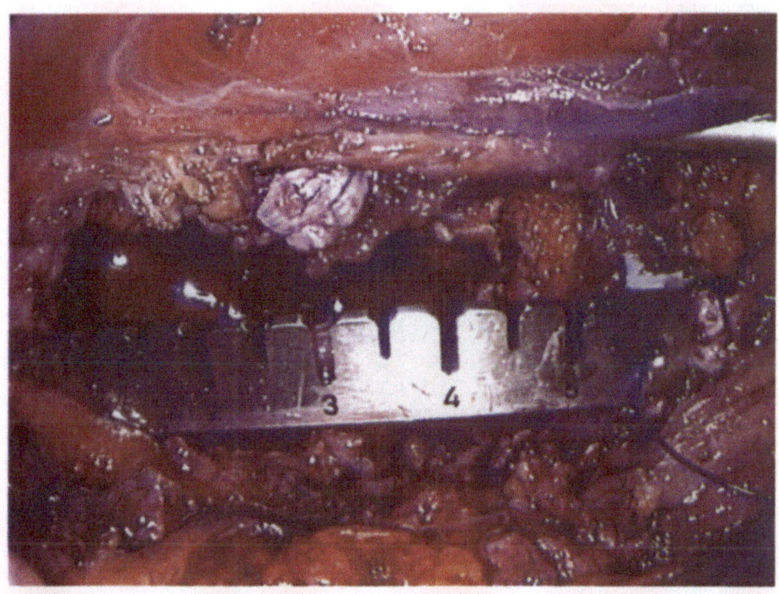

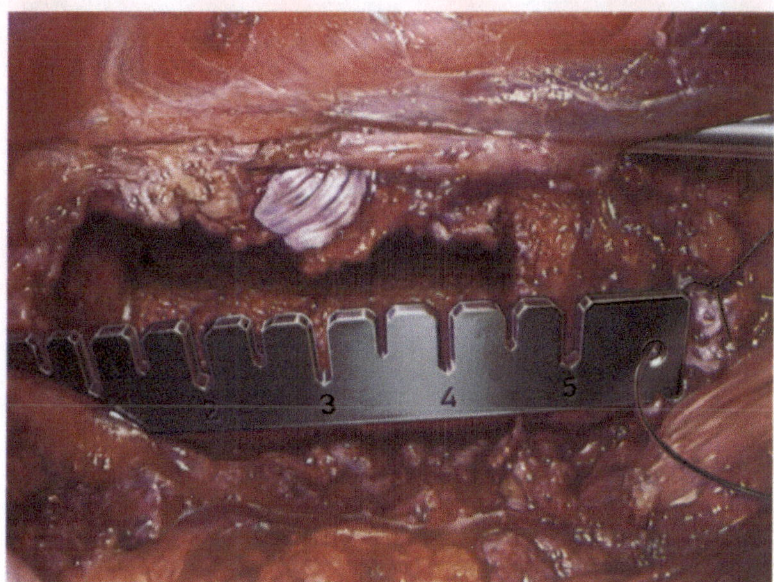

Abb. 3.42. Bestimmung der Spanbettlänge mit dem Distanzmeßinstrument. Das Meßinstrument wird auf dem Röntgenmonitor abgelesen

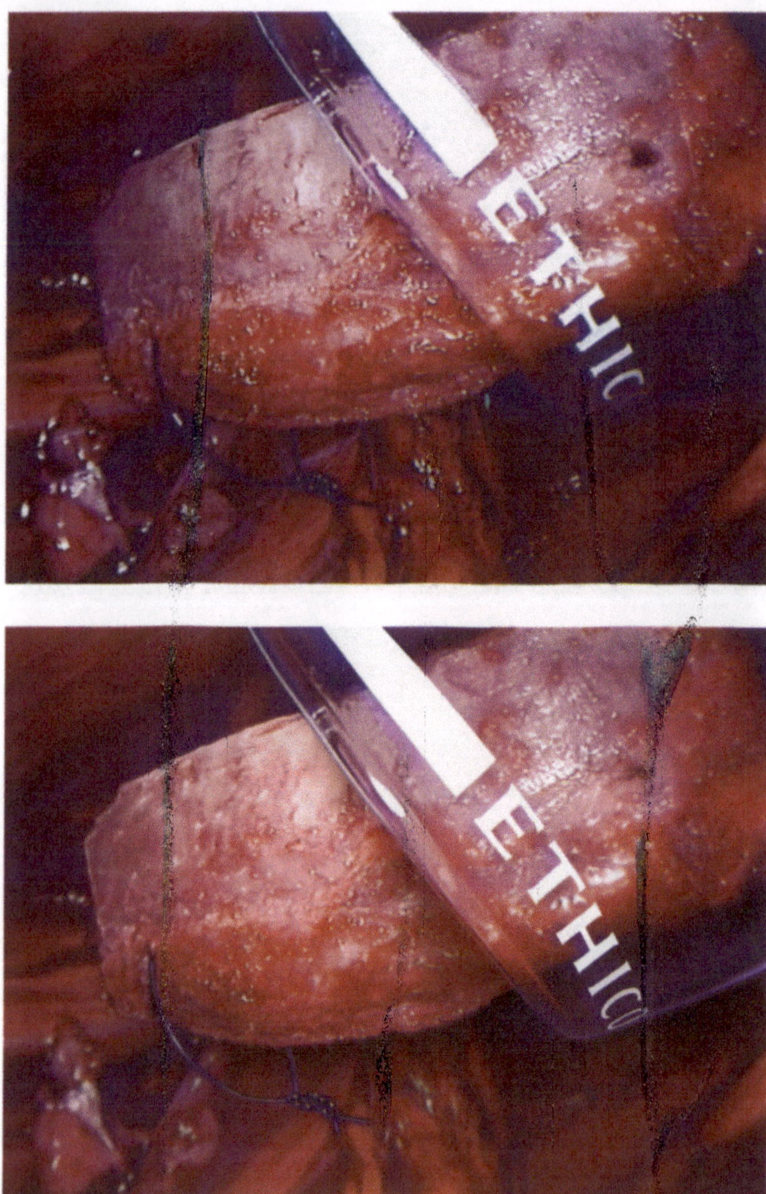

Abb. 3.43. Einbringen des Beckenkammspanes über den 33-mm-Trokar

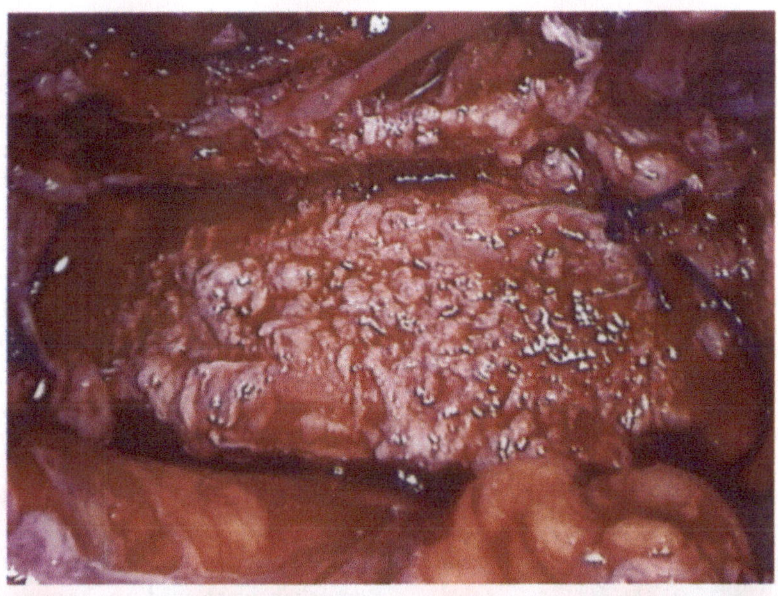

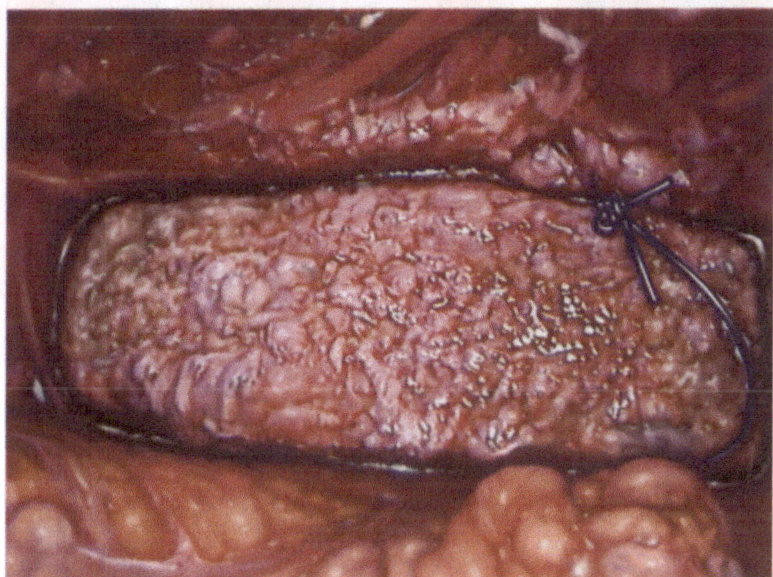

Abb. 3.44. Eingesetzter Beckenkammspan in situ

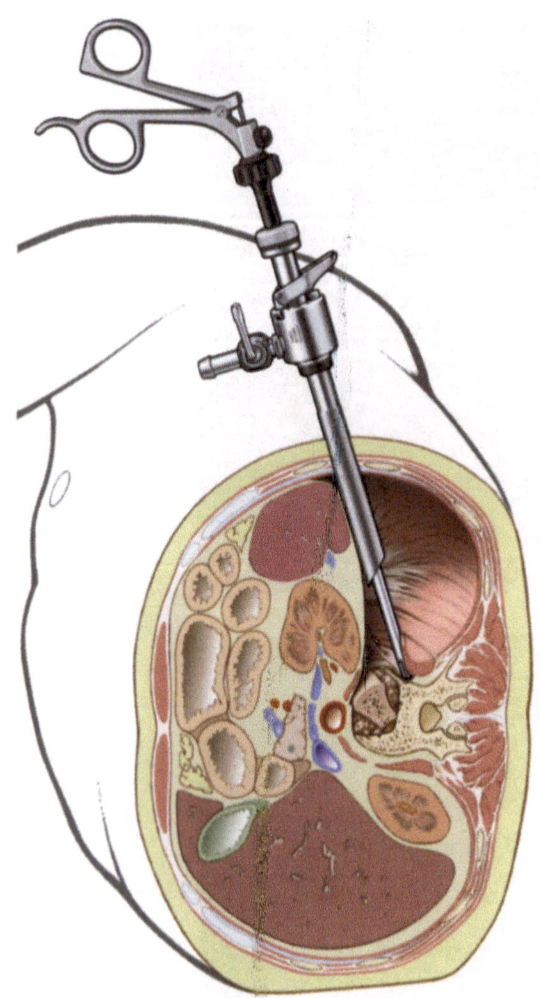

Abb. 3.45. Querschnitt in Höhe von L2 mit eingepaß-
tem Knochenblock

3.3.1.6 Ergebnisse

Um zu evaluieren, über welchen Zugangsweg L1-
Frakturen am übersichtlichsten erreicht werden
können, wurde bei wenigen Patienten der retroperitoneoskopische Zugang gewählt. Es ist möglich,
L1-Frakturen von retroperitoneal zu instrumen-
tieren. Einfacher und schneller ist bei monosegmental zu versorgenden Frakturen der thorakoskopische Weg. Bisegmentale L1-Frakturen und
alle weiter kaudal gelegenen werden retroperito-
neoskopisch erreicht.

Die Ergebnisse sind in Tabelle 3.2 zusammengefaßt. Herausragend sind die langen Operationszeiten in der Anfangszeit. Die Komplikationsrate ist
gering und bei allen Patienten bis auf eine anhaltende zugangsbedingte Quadrizepsschwäche links
ohne dauerhafte Nachteile.

Bemerkenswert und in krassem Gegensatz zur
Thorakophrenolumbotomie ist die frühe Mobili-
sation und damit die kurze Verweildauer auf der
Intensivstation.

Ein Beispiel für Indikation und Verlauf einer retroperitoneoskopischen Spondylodese findet sich
in Abb. 3.49 – 3.54.

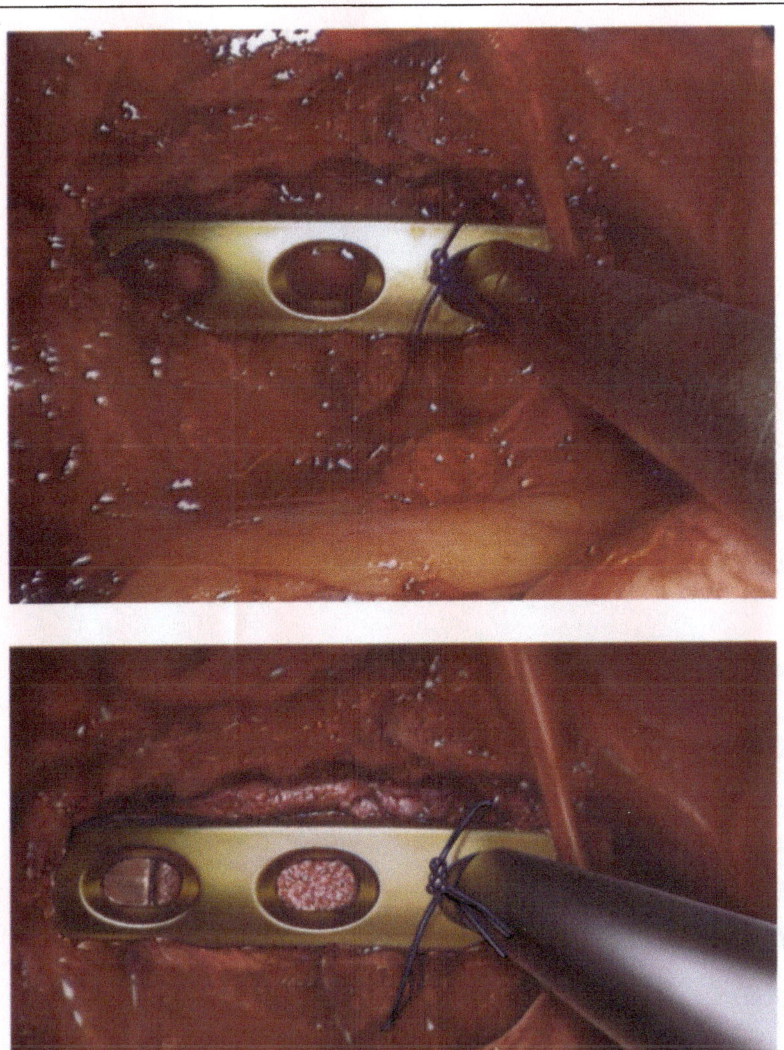

Abb. 3.46. Fixation des Spanes mit Dreiloch-Titanplatte

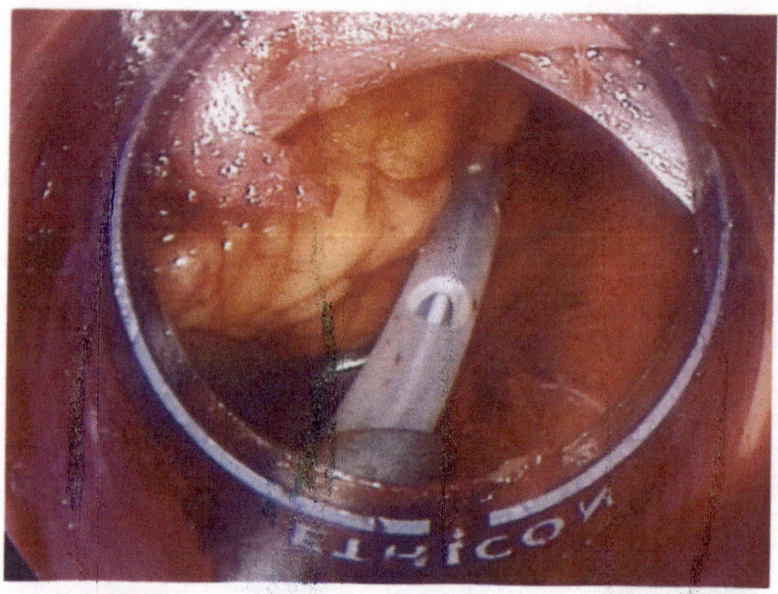

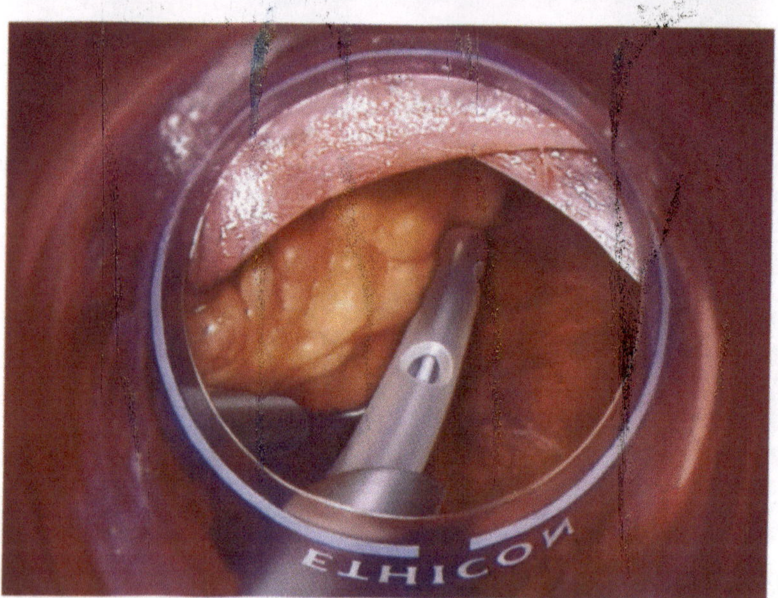

Abb. 3.47. Blick über den 33-mm-Trokar in den Retroperitonealraum. Über den der Fraktur gegenüberliegenden Trokar wird die Robinson-Drainage eingebracht

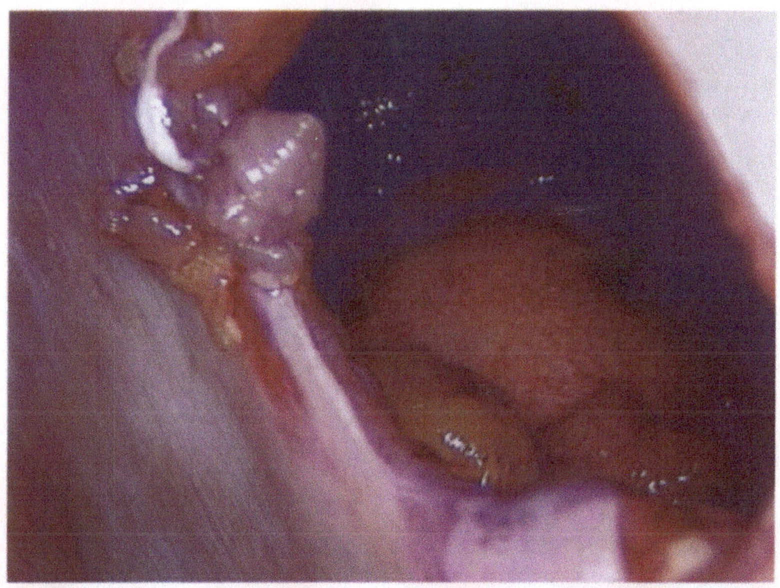

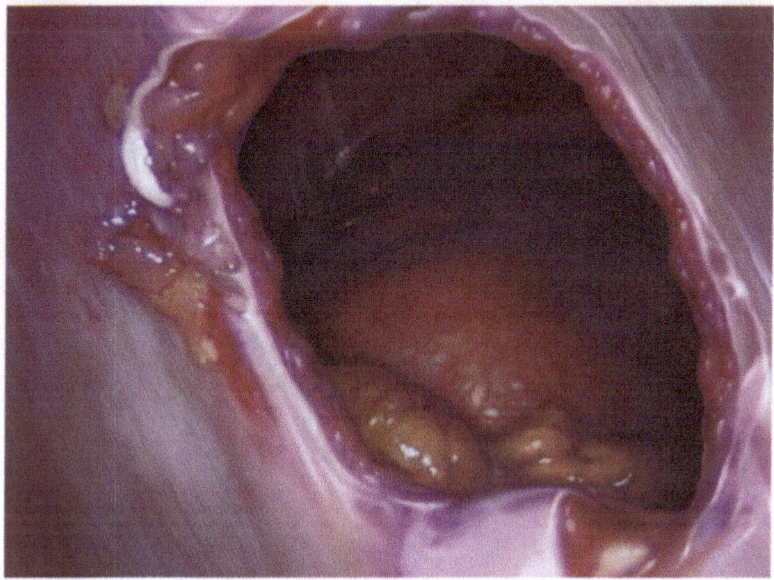

Abb. 3.48. Der Trokar, der den Recessus diaphragmaticus durchquert hat, ist zurückgezogen. Man blickt mit der Kamera durch diesen Trokar in den Recessus hinein. Hinter der Zwerchfellücke (wahrer Durchmesser 10 mm) liegt der retroperitoneale Raum

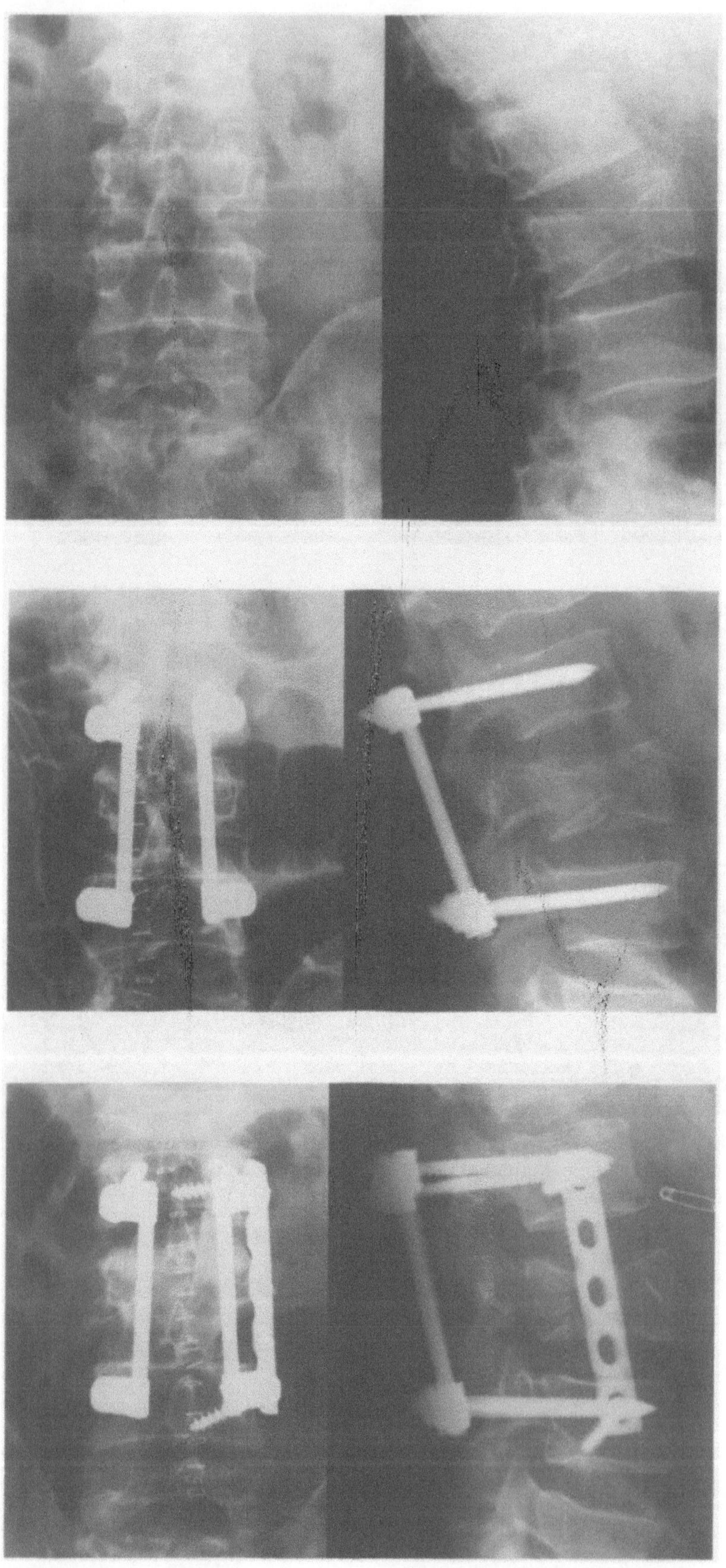

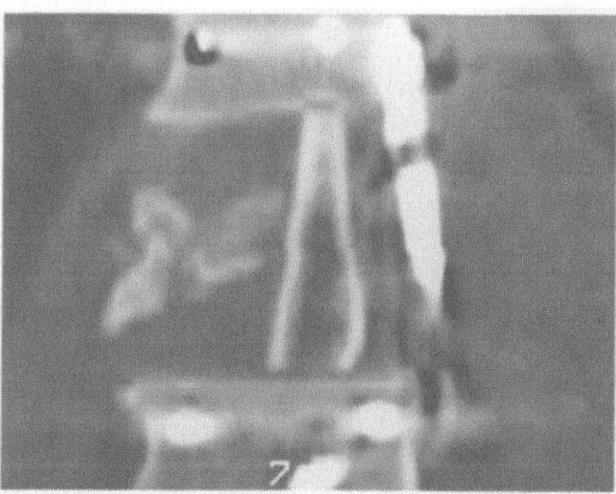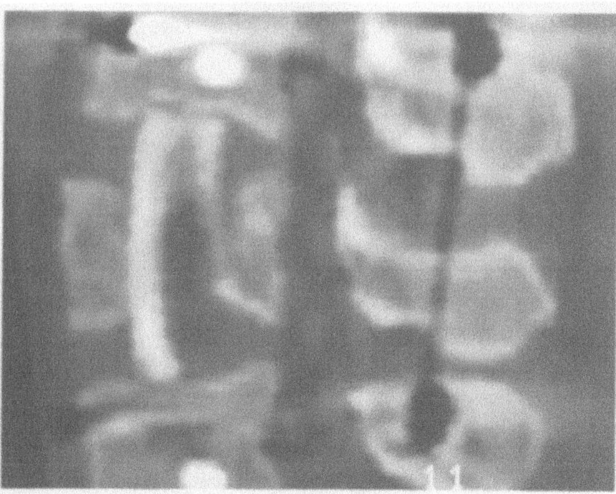

Abb. 3.52. Patient von Abb. 3.49. Die postoperativen CT-Rekonstruktionen a.-p. (*links*) und sagittal (*rechts*) zeigen die korrekte Positionierung des Spanes

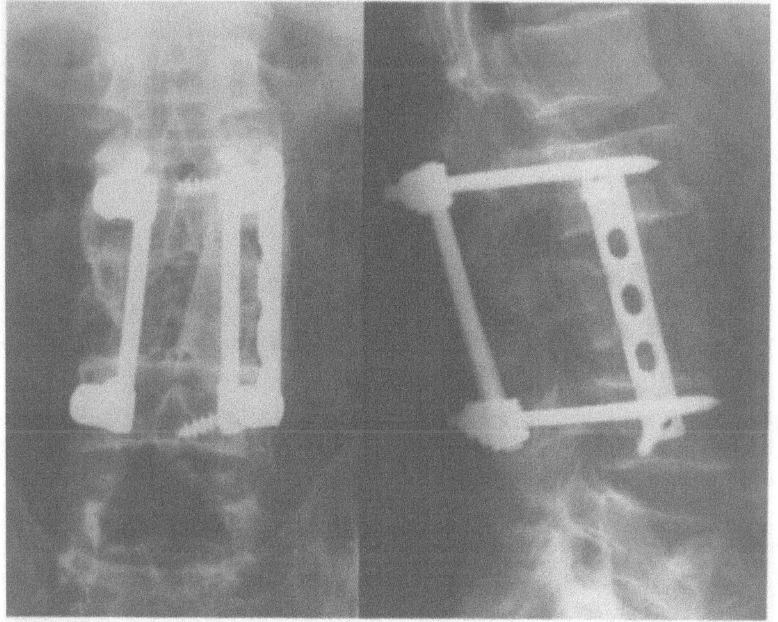

Abb. 3.53. Patient von Abb. 3.49. Die Röntgenkontrolle 12 Monate postoperativ bestätigt den Einbau des Spanes. Zusätzlich ist eine stabilisierende Verknöcherung des vorderen Längsbandes über beide Etagen erkennbar

◀ **Abb. 3.49.** 58jähriger Patient mit L3-Kneifzangenbruch (Typ: A. 2.3.) mit Zerstörung beider angrenzender Bandscheiben

Abb. 3.50. Patient von Abb. 3.49. Im ersten Schritt erfolgt die Distraktion und Stabilisierung der Fraktur von dorsal mittels Fixateur interne

Abb. 3.51. Patient von Abb. 3.49. Sekundär, 6 Tage später, folgt die lumboskopische bisegmentale Spondylodese von L2/L4 mit Beckenkammspan und schmaler Titan-LCDC-Platte

Tabelle 3.2. Ergebnisse der retroperitoneoskopischen Spondylodese

Geschlecht	Alter	Frakturtyp (AO-Klassifikation)	Spondylodese (mono-/bisegmental)	Op.-Zeit (min)	Mobilisation (Tag post op.)	Komplikationen
m	53	L1/A 3.3.3	T12/L2	395	2	Keine
m	22	L1/A 1.2.1	T12/L1	379	2	Keine
m	58	L1/B 2.3.1	T12/L1	400	2	Keine
w	66	L1/A 1.2.1	T12/L1	262	4	Keine
w	30	L1/B 2.3.1	T12/L1	280	5	Keine
m	50	L4/B 2.3.1	L3/L5	365	10	M.-quadriceps-Schwäche
m	58	L3/A 2.3.	L2/L4	380	2	Keine
w	36	L2/A 2.3.	L1/L2	232	3	Pneumothorax 12 h post op.
m	57	L2/C 1.3.2	L1/L2	223	5	Thrombose
w	60	L1/A 3.3.1	T12/L2	296	3	Keine
m	45	L2/A 3.2.1	L1/L2	339	2	Infektion Beckenkamm
w	58	L2/B 1.2.2	L1/L2	215	2	Keine
m	29	L3/A 3.1.1	L2/L4	260	2	Keine
m	21	L3/B 1.2	L2/L4	346	2	Keine
m	20	L1/A 3.3.1	T12/L2	301	5	Keine
m	36	L4/A 3.3.1	L3/L5	294	4	M. quadriceps-Schwäche
m	49	L1/C 2.1.1	L1/L2	229	2	Keine
m	26	L3/B 1.2.2	L2/L3	210	3	Keine
w	59	L3/A 3.1.1	L2/L3	133	2	Keine
m	56	L2/B 2.2.1	L1/L2	207	3	Keine

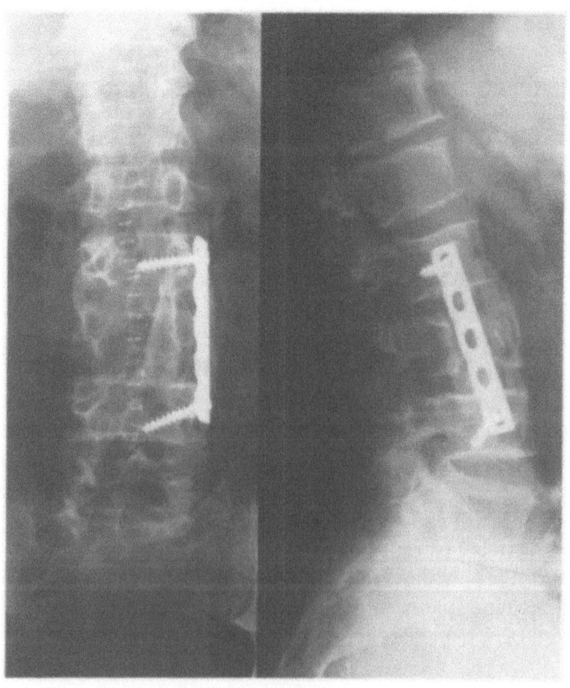

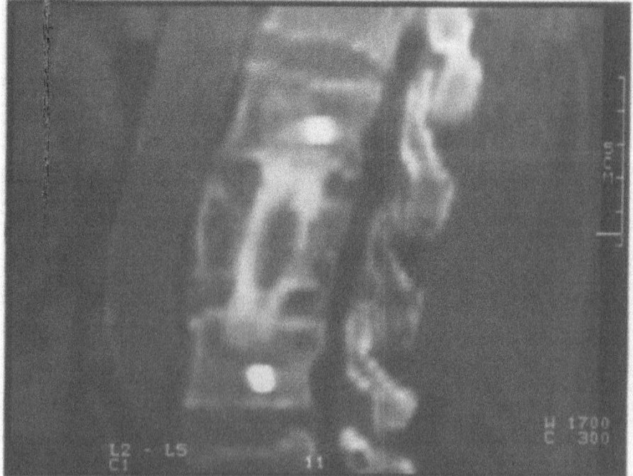

Abb. 3.54. Patient von Abb. 3.49. *Links:* Übersichtsbild nach Metallentfernung. *Rechts:* CT nach Metallentfernung mit erkennbarem knöchernem Einbau des Spanes

3.3.2 Endoskopischer Zugang zum lumbosakralen Übergang: laparoskopische Spondylodese L5/S1

Die Spondylolisthesis bei Bandscheibendegeneration betrifft am häufigsten den lumbosakralen Übergang. Dieser Bandscheibenraum L5/S1 ist kaudal der Bifurkation der großen Bauchgefäße auf transperitonealem Weg gut erreichbar und bietet sich zur laparoskopischen Instrumentierung an.

Die Voraussetzung für das minimal-invasive Vorgehen war die Entwicklung eines speziellen Instrumentariums, das zum einen ein gasdichtes Arbeiten mit allen Instrumenten ermöglicht und zum anderen die Problematik der degenerativen Bandscheibe löst, nämlich den Kollaps des Bandscheibenfaches.

Der Höhenverlust des Bandscheibenfaches bedingt die Instabilität der Wirbelsäule und die Einengung der Foramina intervertebralia. Daraus resultieren Druck auf die Nervenwurzeln und chronische Schmerzsyndrome bis hin zum neurologischen Ausfall. Das bedeutet, daß mit der laparoskopischen Operationsmethode sowohl die Entfernung der zerstörten Bandscheibe möglich sein muß als auch die Wiederherstellung der Höhe des Bandscheibenraumes mit stabiler intervertebraler Fusion.

Die laparoskopische lumbosakrale Diskektomie wurde schon 1991 von Obenchain [12] als case report beschrieben. Nach der Weiterentwicklung des Bagby-Kuslich-Instrumentariums zur laparoskopischen Anwendung wurden dann 1994 die ersten Fälle mit Instrumentierung des lumbosakralen Überganges veröffentlicht [6, 13]. Der Benefit für den Patienten bezüglich Morbidität, Schmerzen und Dauer der Rekonvaleszenz war so eindrücklich, daß die laparoskopische Spondylodese als Eintageschirurgie durchgeführt wurde. Die Zweijahresergebnisse der ersten Serie [16] waren vergleichbar mit der konventionell durchgeführten Fusion von L5 mit S1.

3.3.2.1 Indikationen

- Schwere Bandscheibendegeneration bei fehlgeschlagener konservativer Behandlung
- Rezidivierender symptomatischer Bandscheibenvorfall ohne freie Sequestrierung
- Postnukleotomiesyndrom

- Pseudarthrosen (mit und ohne dorsaler Instrumentierung)
- Spondylolisthesis I
- Spondylolisthesis II–IV: kombinierte dorsoventrale Fusion mit Fixateur interne

3.3.2.2 Kontraindikationen

- Vorangegangene offene Abdominalchirurgie im Beckeneingangsbereich
- Aorten-und Iliakaaneurysma
- Kavathrombose mit Umgehungskreislauf
- Schwere Osteoporose
- Zerstörung der Endplatten durch Frakturen oder iatrogen
- Aktive Infektion: Diszitis, Osteomyelitis
- Tumor

3.3.2.3 Technik

Vorbereitung. Am Tag vor der Operation wird der Intestinaltrakt wie für eine Dickdarmoperation vorbereitet. Die anfangs durchgeführte orthograde Darmspülung mit 10 l physiologischer Kochsalzlösung wurde durch Klean-Prep (Norgine, Marburg) ersetzt. Heute präparieren wir den Darm am Vortag mit 2–3 l dieser Trinklösung. Ziel der Abführmaßnahmen ist der gas- und inhaltsfreie Dünn- und Dickdarm.

Die suprapubische Region wird bis unterhalb des Schambeines enthaart. Im Einleitungsraum wird ein Blasenkatheter gelegt.

Lagerung. Der Patient wird auf dem Rücken gelagert. Die Hände sind seitlich angelegt (Abb. 3.55). Bei schlanken Patienten liegen sie auf dem Operationstisch (alternativ auf Armstützen in Höhe des Tisches, aber nicht darüber). Zusätzlich wird das Gesäß des Patienten mit einem flachen Kissen angehoben, damit bei seitlicher Durchleuchtung der lumbosakrale Übergang ohne Überlagerung dargestellt werden kann.

Es muß auch darauf geachtet werden, daß die Säule des Operationstisches dem C-Bogen nicht im Wege steht. Daher hat es sich bewährt, vor der sterilen Abdeckung eine Probedurchleuchtung durchzuführen.

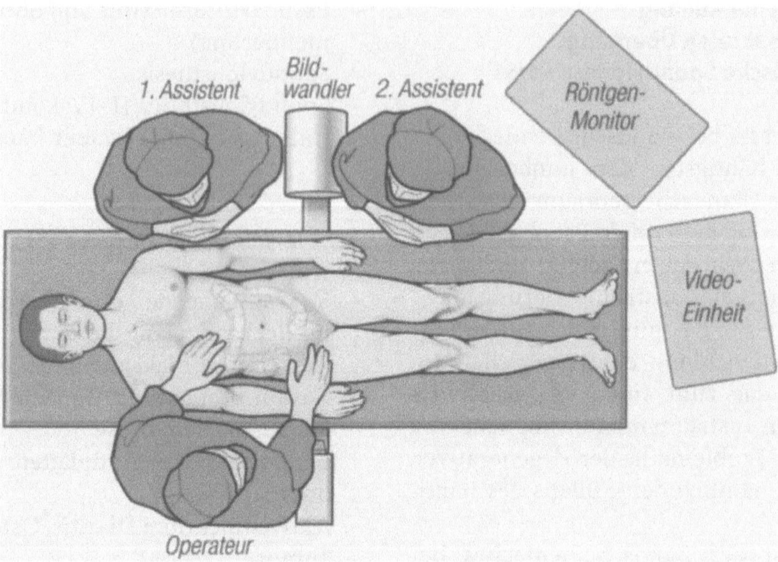

Abb. 3.55. Laparoskopischer Zugang zu L5/S1. Lage des Patienten auf dem Operationstisch, Positionierung des Operationsteams und Anordnung der Geräte

Positionierung des Operationsteams. Ein laparoskopisch erfahrener Chirurg, ein Wirbelsäulenchirurg, ein Assistent und die Op.-Schwester bilden das Team. Der Laparoskopeur beginnt und steht deshalb rechts neben dem Patienten. Ihm gegenüber steht der Wirbelsäulenchirurg und führt die Kamera, fußwärts neben ihm der Assistent. Die Op.-Schwester steht seitlich versetzt hinter dem Laparoskopeur und hat den Instrumentiertisch vor sich. Der Laparoskopieturm steht unmittelbar am Fuß des Operationstisches, der Röntgenmonitor zurückgesetzt auf der linken Seite. Wenn das Operationsfeld für die Spondylodese exponiert ist, tauscht der Laparoskopeur mit dem Wirbelsäulenchirurgen den Platz.

Nach der Einführungsphase wurde das Operationsteam durch einen Roboter (AESOP) ergänzt. AESOP bedeutet „automatisches endoskopisches System zur optimalen Positionierung". Der Roboter führt während der Operation sprachgesteuert die Kamera. Er wird in Höhe der linken Schulter des Patienten an der Schiene des Op.-Tisches angebracht.

Instrumentarium. Das Basisinstrumentarium für den laparoskopischen Part und das Instrumentarium für die Spondylodese müssen verfügbar sein (s. Übersicht). Bis auf einen 15-mm-Trokar (Auto

---

Zusammenstellung des Basisinstrumentariums

- 30°-Optik (10 mm)
- Veress-Kanüle
- 6-mm-Trokare (2)
- 11-mm-Trokare (3)
- 22-mm-Trokar
- 15-mm-Trokar (Auto Suture)
- 5-mm-Präparierzange n. Kelly
- 5-mm-Präparierschere
- 5-mm-Nadelhalter (2)
- 10-mm-Clipapplikator
- 10-mm-Tupferzange
- 10-mm-Retraktoren mit variabler Krümmung (2)
- 5-mm-Saug-/Spülrohr

Suture, Tönisvorst) verwenden wir ausschließlich wiederverwendbare Stahlinstrumente (Karl Storz, Tuttlingen). Für die Präparation des Situs zur laparoskopischen Spondylodese sind 2 Retraktoren mit variabler Krümmung von großem Nutzen. Für den Verschluß des Peritoneums sind 2 durch 6-mm-Trokare gängige Nadelhalter erforderlich. Die übrigen Basisinstrumente sind in einer laparoskopisch tätigen Klinik üblicherweise vorhanden.

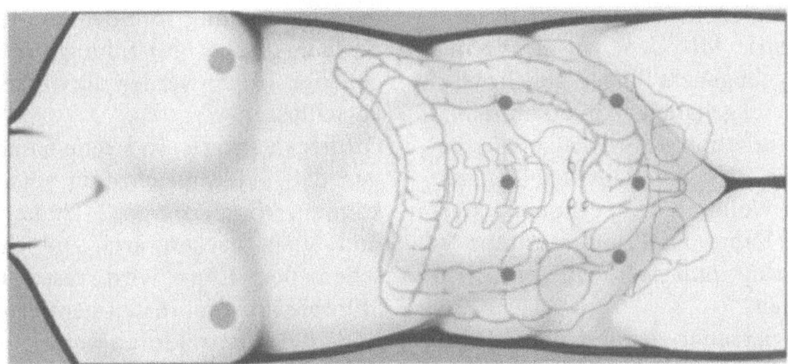

Abb. 3.56. Laparoskopischer Zugang: Trokarpositionen für die Spondylodese L5/S1. ● Trokarpositionen

3.3.2.4 Operationsschritte

Anlegen des Pneumoperitoneums. Die Position der Veress-Kanüle ist identisch mit der Position des ersten 11-mm-Trokares. In der Regel führen wir die Veress-Kanüle am Oberrand des Nabels ein. Dort wird ein ca. 10-mm-langer bogenförmiger Schnitt ausgeführt. Mit 2 Backhaus-Klemmen wird die Bauchwand unter starkem Zug angehoben und die Veress-Kanüle eingestochen. Mit dem ersten Klick wird das Durchstechen der Faszie, mit dem zweiten Klick das Durchstechen des Peritoneums signalisiert. Der „Klick" entsteht, wenn nach Überwindung des Widerstandes der von einer Feder angespannte Mandrain in der Kanüle vorspringt.

Mit einer kochsalzgefüllten Spritze wird überprüft, ob die Spitze der Veress-Nadel intraperitoneal liegt. Wenn der Abstand zwischen dem Nabel und der Symphyse kurz ist, plazieren wir die Veress-Nadel 3–4 cm kranial. Der Gasschlauch wird angeschlossen und das Pneumoperitoneum mit einem intraperitonealen Druck von 12 mm Hg angelegt. Der initiale Druck im Bereich von 4–7 mm Hg zeigt an, daß die Spitze der Veress-Nadel tatsächlich intraperitoneal liegt. Bei höheren Drücken ist das Peritoneum noch nicht durchbohrt.

Im Falle einer früher stattgehabten diagnostischen Laparoskopie oder einer laparoskopischen Operation setzen wir den ersten Trokar ohne vorheriges Pneumoperitoneum über eine entsprechend kleine Inzision offen ein.

Plazieren der Trokare. Der erste Trokar, 11 mm Durchmesser, wird am Oberrand des Nabels oder kranial davon eingesetzt. Er dient der 30°-Optik.

Alle weiteren Trokare werden unter Sicht der Kamera eingeführt. Zwei 6-mm-Trokare werden in Höhe des Optiktrokars beidseits auf der lateralen Klavikularlinie plaziert. Sie dienen der Präparation des Operationsfeldes. Zwei 11-mm-Trokare werden im unteren Quadranten medial der Spina iliaca anterior eingeführt (Abb. 3.56). Über diese Zugänge werden die Gefäße der Bifurkation seitwärts gehalten.

Wenn früher eine offene Appendektomie erfolgte, findet man in der Regel Verwachsungen im rechten Unterbauch vor. Diese müssen über den Zugang der 6-mm-Trokare aufgehoben werden, bevor der 11-mm-Trokar im rechten unteren Quadranten plaziert werden kann.

Gleiches gilt bei Adhäsionen nach abgelaufenen Entzündungen im Bereich der Adnexe. Den 15-mm-Einmaltrokar stechen wir erst dann ein, wenn der Bandscheibenraum L5/S1 exponiert ist, da dieser Trokar senkrecht auf die Bandscheibe ausgerichtet sein muß.

Präparation des Operationsfeldes. Mit der 30°-Optik wird der Beckeneingangsbereich eingestellt. Bei Verfügbarkeit des Kameraroboters wird der Roboterarm in Position gebracht und das Operationsfeld sprachgesteuert ins Visier genommen.

Der Operationstisch wird 10–15° kopftief geneigt. Über den rechten unteren Trokar wird ein 10-mm-Taststab eingeführt und damit die Dünndarmschlingen sanft in den Oberbauch verlagert. Die Kopftieflage begünstigt, daß der Dünndarm im Oberbauch liegenbleibt. Das wäre nicht der Fall, wenn wegen schlechter Vorbereitung die Darmschlingen gasgebläht wären.

Über den linken unteren Trokar wird der 10-mm-Retraktor eingeführt. Mit dem ausgefahrenen Retraktor, einem gebogenen Finger gleich, wird das Sigma nach lateral gehalten. Man erkennt jetzt die pulsierende Bifurkation der Iliakalgefäße. Bei schlanken Patienten ist der Verlauf der Ureteren an einer diskreten Wölbung des Peritoneums erkennbar. Auch die Kante des Promontoriums ist sichtbar. Bei Adipositas muß sie mit einem Instrument ertastet werden.

Schere und Präparierzange werden über die 6-mm-Trokare eingeführt und das Peritoneum in der Mitte der Bifurkation 10 cm längs inzidiert. Mit der 10-mm-Tupferzange wird über den rechten unteren Trokar das Fettgewebe sanft stumpf auseinandergedrängt. Kleine Blutungen werden mit der Scherenspitze punktförmig koaguliert. Im Verlauf des Auseinanderdrängens ertastet man sich im Fettgewebe die derberen längsverlaufenden Hauptstränge des Plexus hypogastricus superior. Durch seitliches Verschieben der Stränge wird eruiert, ob der Nervenkomplex in toto nach einer Seite verlagert werden kann. Das ist oft zur linken Seite möglich.

In anderen Fällen ist es erforderlich, die kleinen Querverbindungen zwischen den beiden Hauptästen zu durchtrennen. Nachteilige Funktionsstörungen sind daraus nicht zu erwarten. Bei der stumpfen Präparation nach links muß auf die V. iliaca communis sinistra geachtet werden. Sie verläuft entlang der Innenseite der gleichnamigen Arterie. Da die Vene mit ihrer Unterlage fest verbunden ist, kann sie mit der Tupferzange nicht abgeschoben werden. Bei zu heftiger Scherbewegung mit dem Tupfer würde sie einreißen. Die Mobilisation ist für die Instrumentierung des Bandscheibenraumes L5/S1 auch nicht erforderlich.

Nach dem Seitwärtsdrängen des Fett-Nerven-Bündels wird der Längsverlauf der A. und V. sacralis mediana erkennbar. Die Arterie entspringt unmittelbar oberhalb der Bifurkation aus der Aorta. Die Vene mündet kurz nach der Aufteilung in die linke V. iliaca communis. Die beiden Gefäße werden mit der Schere von der Position des rechten unteren Trokars aus den bindegewebigen Fixationen gelöst. Zunächst fährt man mit der abwärts gekrümmten Schere entlang der Gefäße und durchtrennt das lockere Bindegewebe. Dann werden die Gefäße mit der aufwärts gekrümmten Schere unterfahren, abgehoben und bis zur Kreuzbeinkante mobilisiert (Abb. 3.57). Besonders gefährdet ist die Vene, die bei starkem Zug in Höhe

der Einmündung abreißen könnte. Das hätte eine problematische Blutstillung zur Folge. Über den gleichen Trokar werden die Gefäße dann mit Clips verschlossen.

Oft liegen Arterie und Vene so nahe nebeneinander, daß beide gleichzeitig verschlossen werden können. Wir plazieren 2 Titanclips nach kranial und einen beckenwärts. Die Gefäßstrecke zwischen den Clips wird reseziert, damit keine Stümpfe in das Instrumentierfeld ragen (Abb. 3.58). Beide Retraktoren werden so gesetzt, daß sie das Fett-/Nervengewebe seitwärts halten und dadurch den Bandscheibenraum L5/S1 exponieren. Damit ist die Voraussetzung geschaffen, den 15-mm-Instrumentiertrokar senkrecht zum Bandscheibenraum einzubringen. Seine Position ist die Medianlinie am Oberrand der Symphyse.

Wegen der Abweichungen bei unterschiedlichem Habitus bestimmen wird die individuelle Lage unter Durchleuchtung. Im seitlichen Strahlengang wird neben dem Becken des Patienten ein Kirschner-Draht in die für den Trokar zutreffende Eintrittsrichtung verschoben und auf der Bauchdecke markiert. Der Kirschner-Draht wird dann durch die Bauchdecke in den Bandscheibenraum vorgeschoben. Die weiche Bandscheibe läßt sich mit dem Kirschner-Draht ertasten. Bei seitlicher Durchleuchtung wird der senkrechte Winkel des Drahtes bestätigt. Im anterior-posterioren Strahlengang wird die Mitte der Bandscheibe anhand der Dornfortsätze identifiziert und die Spitze des Drahtes auf diesen Punkt korrigiert. Durch mehrfaches Einstechen wird der Zielpunkt markiert. Der Draht wird entfernt, an der Eintrittsstelle eine quere Hautinzision von 15 mm Länge ausgeführt und der 15-mm-Trokar eingestochen. Beim Einführen des Trokares wird die Plica umbilicalis mediana durchquert und an dieser Stelle das Peritoneum vorgeschoben. Der Durchtritt der Trokarspitze kann erleichtert werden, wenn man mit der Präparierzange gegenhält.

Bei hoher Aufteilung der Aorta kann auch der Bandscheibenraum L4/L5 transperitoneal dargestellt werden. Diese anatomisch günstige Situation ist aber eher die Ausnahme. In der Regel liegt die Aortenbifurkation über L4/L5. Die Fusion von L4/L5 erfordert dann die Seitverlagerung der Aorta und das Absetzen der linksseitigen Lumbalgefäßabgänge. Diese Operation wurde auch von uns in einem Fall durchgeführt. Übereinstimmend mit anderen Gruppen wird das Vorgehen jedoch als technisch anspruchsvoll und zu risikoreich angesehen.

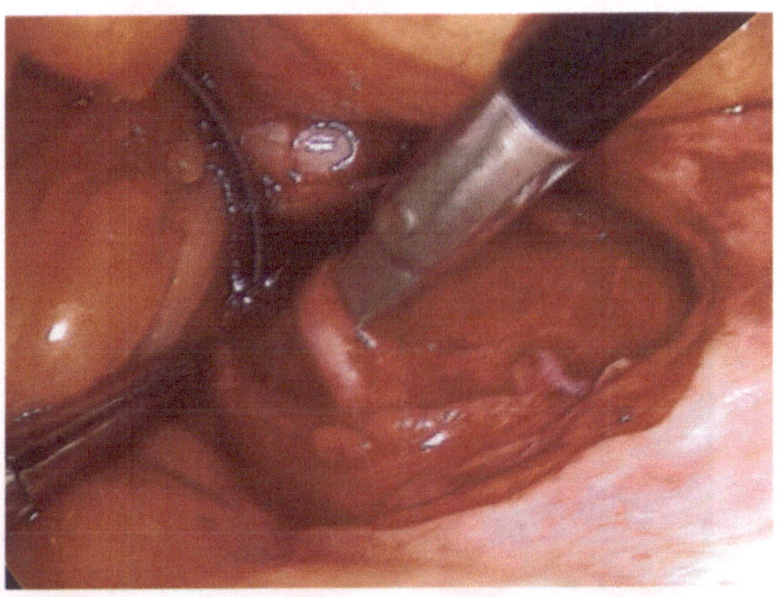

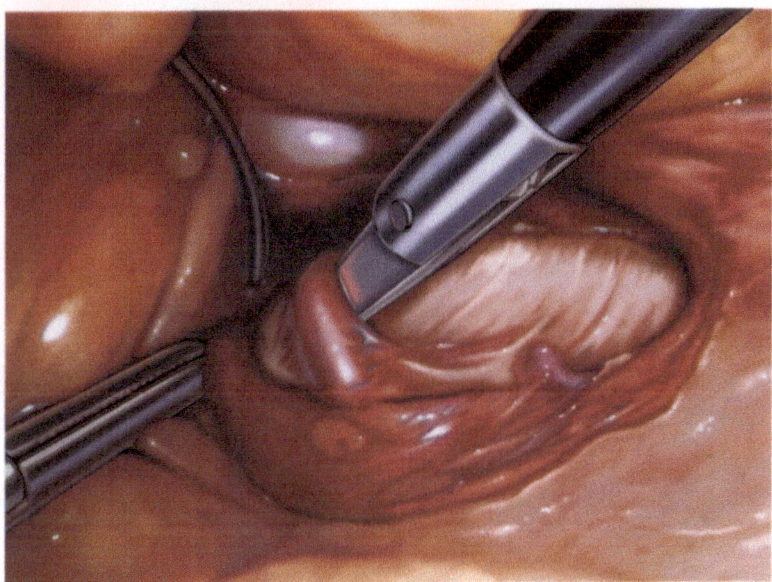

Abb. 3.57. Blick von dem Trokar in Nabelhöhe auf das Promontorium. Das Peritoneum ist längs inzidiert. Die A. sacralis mediana wird mit der Schere unterfahren und mobilisiert

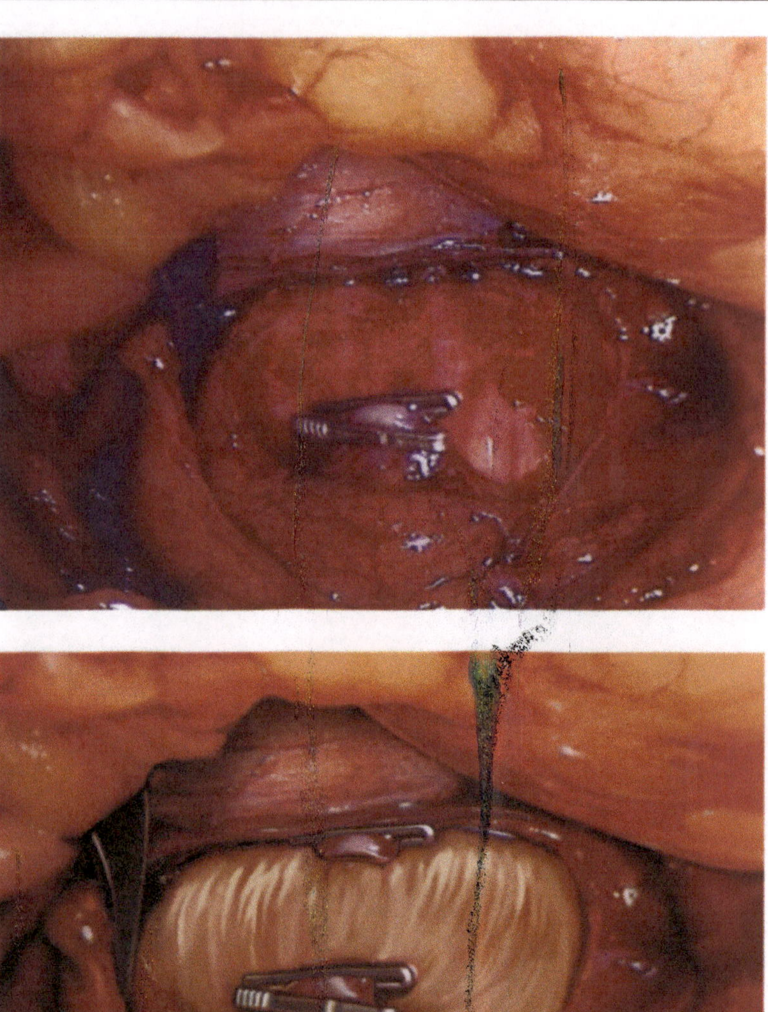

Abb. 3.58. Situs nach Clippen der A. und V. sacralis mediana. *Links* ist der fingerförmige Retraktor erkennbar, der das Fett-/Nervengewebe seitwärts hält

3.3.3 Lumbosakrale Fusion (L5/S1) mit dem Bagby-Kuslich-System (BAK-Cage; Sulzer Spine-Tech)

George W. Bagby [2] realisierte als erster das Verfahren, spongiösen Knochen mit einem Metallzylinder zu umgeben und beides zusammen für die interkorporelle Fusion einzusetzen. Der Veterinärmediziner Bagby bewies die Tauglichkeit dieses Konzeptes bei Pferden, die wegen Instabilität der Halswirbelsäule an dem „Schlotter-Syndrom", einer ataktischen Myelopathie, litten.

Das ursprüngliche Implantat, der „Bagby Basket", war ein hohler Stahlzylinder, der auf 21 längsverlaufenden Linien jeweils 7 Bohrungen von 2 mm Durchmesser aufwies. Der Intervertebralraum zweier benachbarter Halswirbelkörper wurde aufgebohrt, um das Bett für den mit Spongiosa gefüllten Hohlzylinder (cage) vorzubereiten. Der Zylinder, dessen Durchmesser größer war als das Bohrloch, wurde dann eingedreht. Damit wurde der Abstand zwischen den Wirbelkörpern vergrößert und eine höhere Steifigkeit in der Verbindung der beiden Wirbelkörper erreicht.

Bagby bezeichnete diese Methode als „Distraktions-Kompressions-Verbindung". Der „Metallkäfig" verhinderte die Kompression der in ihm enthaltenen Spongiosa, hielt den Zwischenwirbelraum aufrecht, resultierte in sofortiger Bewegungsstabilität des betreffenden Segmentes und im knöchernen Durchbau zu einem späteren Zeitpunkt.

In Kooperation mit Stephen D. Kuslich wurde der Veterinär-„cage" aus Stahl zu einem humanen Modell modifiziert. Die heutigen BAK-Cages (Sulzer Spine-Tech, Baar, Schweiz) bestehen aus einer Titanlegierung.

Für die laparoskopische Anwendung stehen 2 Modelle zur Verfügung: ein runder Cage (BAK) (Abb. 3.59) und ein Cage, der durch Eckleisten quadratisch ist (BAK/Proximity) (Abb. 3.60). Das letztere Modell hat den Vorteil, daß die Cages näher beisammen plaziert werden können (Abb. 3.61). Bei im Querdurchmesser schmalen Wirbelkörpern ist dann die Gefahr der radikulären Nervenirritation verringert.

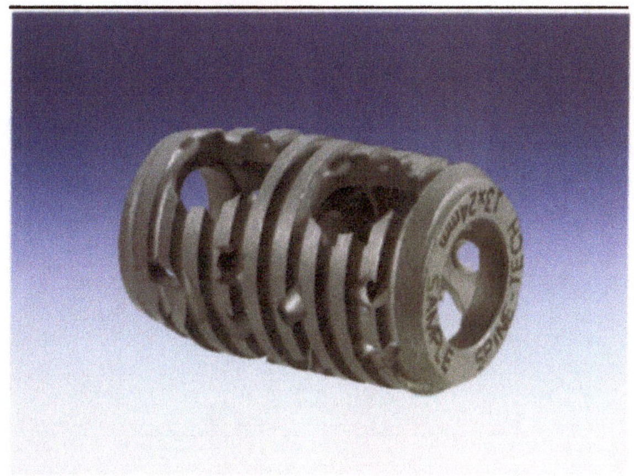

Abb. 3.59. Bagby-Kuslich-Cage (BAK-Cage; Sulzer Spine-Tech, Baar, Schweiz)

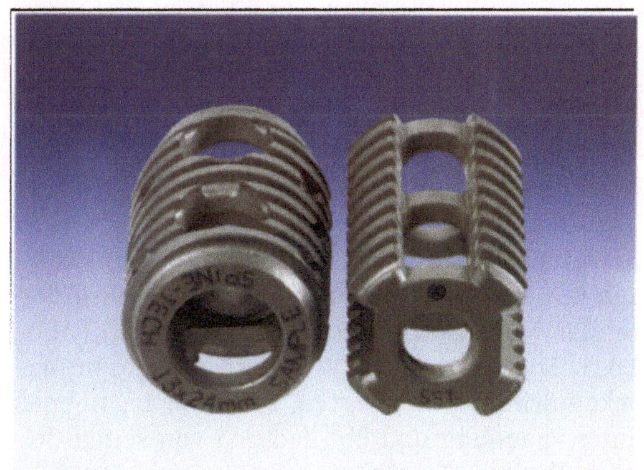

Abb. 3.60. BAK- und BAK/Proximity-Cage (Sulzer Spine-Tech, Baar, Schweiz)

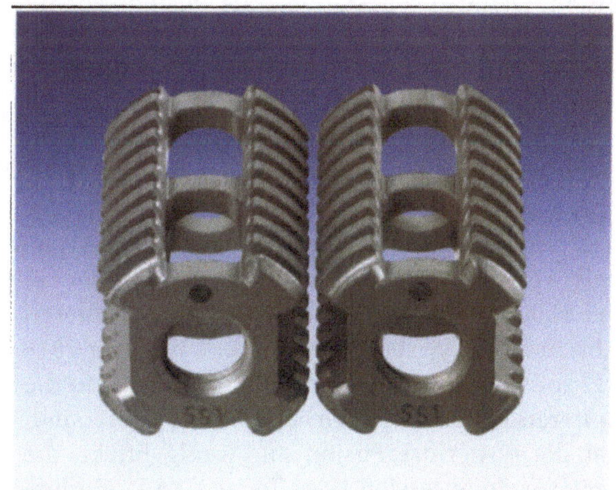

Abb. 3.61. Die BAK/Proximity-Cages sind für den Bandscheibenraum schmaler Wirbelkörper besonders geeignet (Sulzer Spine-Tech, Baar, Schweiz)

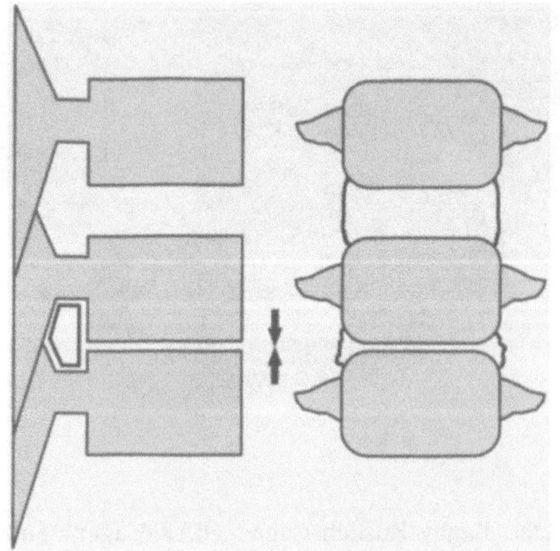

Abb. 3.62. Schematische Darstellung der Ausgangssituation bei der Bandscheibendegeneration. Die Haltebänder sind erschlafft, der Bandscheibenraum ist verschmälert, die Foramina intervertebralia sind eingeengt

3.3.3.1 Potentielle Vorteile

Gewindehohlschrauben (Cages) werden verwendet, um den kollabierten Bandscheibenraum der Lendenwirbelsäule wieder aufzurichten (Abb. 3.62). Die Distraktion erweitert die Foramina, dekomprimiert die Nerven, setzt die Ligamente unter Spannung und übt dadurch von seiten der Wirbelkörper Druck auf den Cage aus. Die Gewindeschrauben immobilisieren die anliegenden Wirbelkörper und bewirken die Arthrodese oder Fusion des Bandscheibenraumes.

Bislang stand die posterolaterale Fusionstechnik im Vordergrund. Diese traditionelle Methode erfordert eine ausgedehnte Ablösung von Muskeln und hat Devaskularisationen, Atrophie und Fibrose der paraspinalen Muskeln zur Folge gehabt. Der Blutverlust kann beträchtlich sein, der postoperative Schmerz erheblich. Mehr als 80 % der Last auf die Lendenwirbelsäule wird über die Wirbelkörper und die Bandscheiben verteilt, wobei der Hauptanteil auf dem vorderen und mittleren Abschnitt des Wirbelkörpers lagert. Weil nur 20 % der spinalen Last auf die Facettengelenke und die hinteren Anteile der Wirbelsäule verlagert sind, hat die posteriore Fusion nur wenig Effekt, die ventrale Kompression oder Torsion zu beeinflussen.

Die interkorporelle Fusion mit dem Cage macht biomechanisch Sinn. Die Spongiosa wird mittels des Cages als Träger dort angelagert, wo die mechanische Hauptlast auftrifft. Die Spongiosa hat Kontakt mit einem Großteil der Gelenkfläche, steht unter hohem Kompressionsdruck, was die Inkorporation begünstigt – und das geschieht unmittelbar in der Drehachse der Wirbelsäule.

3.3.3.2 Indikationen

Es gibt verschiedene Indikationen für die Implantation von Titancages, die gleichgestellt sind mit der Anwendung von Pedikelschrauben und der posterolateralen Fusion (PLIF). Das Ziel der chirurgischen Intervention ist die Stabilisierung des instabilen Bewegungssegmentes und die Dekompression der radikulären Nerven. Damit unterscheiden sich die Indikationen signifikant von denen, die für den Bandscheibenvorfall gelten. Protruierte Bandscheiben werden durch die Laminektomie oder Laminotomie erreicht. Eine Fusion oder Stabilisierung ist für diese Indikationen nicht erforderlich.

Die Hauptindikation für die lumbale interkorporelle Fusion ist die hochgradige Bandscheibendegeneration, die eine Stenose der Foramina bedingt und eine Radikulitis auslöst. Der Bandscheibenkollaps verringert die kraniokaudale Höhe der intervertebralen Foramina. Die Einengung wird dadurch verstärkt, daß sich der Anulus in das Foramen drängt. Eine vollständige Facettektomie könnte dann erforderlich werden.

Wenn eine komplette Foraminotomie und Facettektomie durchgeführt wird, dann ist die Wirbelsäule destabilisiert, und eine Fusion wird erforderlich. Dekompression und Fusion wurden üblicherweise von posterior in Verbindung mit einem Fixateur interne durchgeführt. Weil die Cages den Bandscheibenraum aufweiten, stellen sie für diese Indikation eine ideale Alternative dar.

Weitere Indikationen für die Fusion mit dem Titancage sind die degenerative und kongenitale Spondylolisthesis, die Pseudarthrose nach posterolateraler Fusion und die iatrogene spinale Instabilität nach Laminektomie oder Diskektomie.

Die alleinige laparoskopische Fusion mit dem Cage sollte nur bei der Spondylolisthesis Grad I erfolgen. Bei höhergradigen Subluxationen ist die Kombination mit dem Fixateur interne erforderlich, weil die a.-p.-Verschiebung mit dem BAK-System nicht korrigiert werden kann.

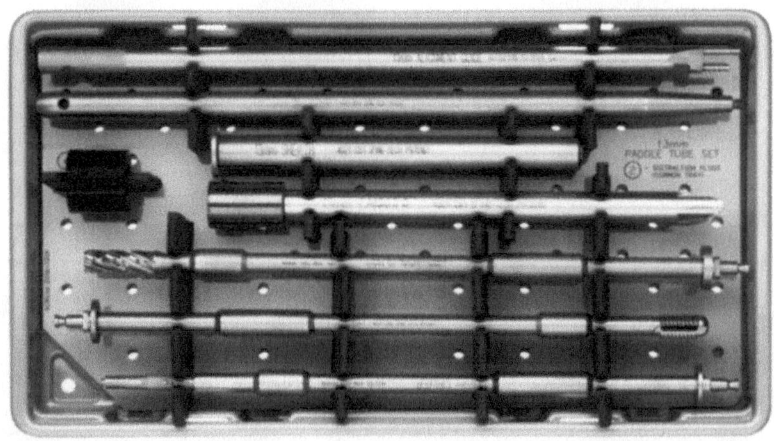

Abb. 3.63. Zusammenstellung des Instrumentariums (Teilaspekt) für die laparoskopische Fusion mit den BAK-Cages (Sulzer Spine-Tech, Baar, Schweiz)

3.3.3.3 Operationstechnik

Festlegung der Implantatgröße. Für die Implantation der BAK-Cages steht ein spezielles Instrumentarium zur Verfügung (Abb. 3.63). Transparente Schablonen dienen dazu, den adäquaten Durchmesser des Cages zu bestimmen. Die Schablonen haben einen Vergrößerungsfaktor von 15%, wenn sie auf Röntgenfilme aufgelegt werden, und eine Reduzierung von 50–80%, wenn auf MRT- oder CT-Filmen die passende Cagegröße bestimmt werden soll.

Die Länge des Cages wird auf der seitlichen Röntgenaufnahme ermittelt. Ebenfalls anhand der seitlichen Röntgenaufnahme wird die Höhe einer intakten Bandscheibe bestimmt. Zu diesem Zweck wird die Schablone mit der Abbildung des Platzhalters (distraction plug) über der intakten Bandscheibe soweit verschoben, bis die Bandscheibenhöhe mit dem Platzhalterdurchmesser identisch ist. Der Durchmesser des Implantates ist wenigstens 3 mm größer als der Platzhalter, um fest in den Deckplatten verankert sein zu können. Einem Platzhalterdurchmesser von 12 mm entspricht ein Implantat von 15 mm.

Zur Absicherung der passenden Implantatgröße wird die Schablone mit dem Querdurchmesser des Cages auf das Röntgenbild im a.-p.-Strahlengang gelegt. Die Cages, die mit einem Zwischenraum von 4 mm eingebracht werden, dürfen nicht über die laterale Begrenzung der Wirbelkörper hinausragen. Röntgenaufnahmen eignen sich besser für die Ermittlung der Cagegröße als CT- und MRT-Filme. Die Abschätzung der Cagegröße anhand der Schablone ist eine Orientierung. Die tatsächliche Größe wird intraoperativ bestimmt.

Wiederherstellen der Bandscheibenhöhe. Der Mittelpunkt der Bandscheibe wurde mit dem Kirschner-Draht markiert und im a.-p.-Strahlengang gesichert. Die der Lordose folgende Ausrichtung des Drahtes war im seitlichen Strahlengang festgelegt worden. Die korrekte Ausrichtung des Drahtes, mittig und senkrecht auf den Zwischenwirbelraum, ist von großer Bedeutung, weil dadurch die Position des Trokars festgelegt wird.

Der Draht wird entfernt und an seiner Stelle ein 15-mm-Trokar (AutoSuture) eingesetzt. Von allen getesteten Trokaren ist dieser am geeignetsten, Instrumente unterschiedlichen Durchmessers gasdicht einzuführen. Über diesen Trokar erfolgt symmetrisch zu beiden Seiten der Mittenmarkierung die Abstandsmarkierung für die beiden parallel einzubringenden Distanzhalter.

Die Bandscheibe wird dort, wo die Cages eingesetzt werden sollen, mit dem 8-mm-Bohrer entfernt. Der Bohrer wird auch beim Entfernen im Uhrzeigersinn gedreht, damit das Bandscheibenmaterial in den Rillen hängen bleibt. Der Bohrer ist stumpf, damit die Deckplatten der angrenzenden Wirbelkörper geschont werden. Sie müssen unversehrt bleiben, da die Distraktion des Bandscheibenfaches über die Abstützung an den intakten Endplatten erfolgt. Die Distraktion wird dann

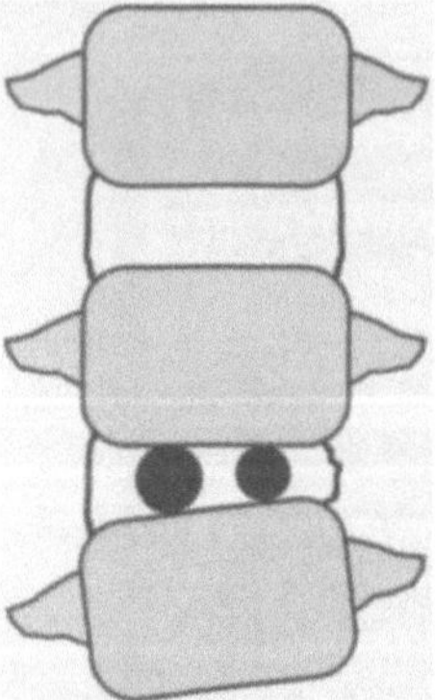

Abb. 3.64. Durch die alternierende Insertion von „distraction plugs" wird das kollabierte Bandscheibenfach wieder aufgerichtet

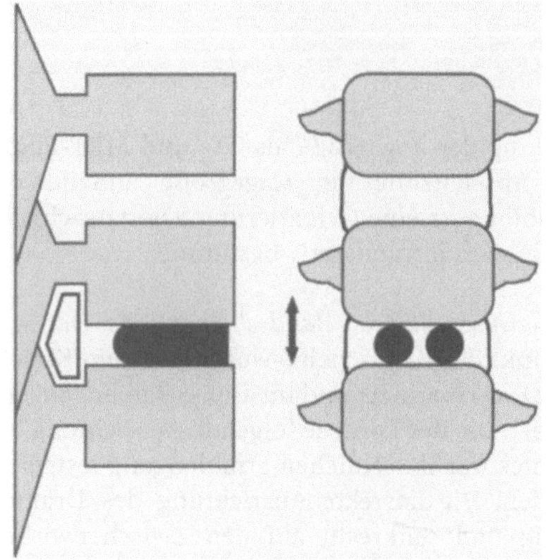

Abb. 3.65. Wiederherstellung der Bandscheibenhöhe mit Platzhaltern (distraction plugs). Die Bänder sind gestrafft, die Foramina sind erweitert

durch wechselweises Einbringen von Platzhaltern (distraction plugs) in aufsteigender Größe durchgeführt (Abb. 3.64).

Die notwendige Endgröße für die Restaurierung der Bandscheibenhöhe wurde präoperativ mittels Schablonen am Röntgenbild ausgemessen. Durch die Distraktion erfolgt zum einen die Wiedergewinnung der Stabilität dieses Segmentes durch Straffung des Bandapparates und zum anderen die Wiedereröffnung der Foramina intervertebralia und damit die Dekompression der Spinalnerven (Abb. 3.65). Danach wird die zerstörte Bandscheibe unter Schonung des Lig. longitudinale anterius mit einem Rongeur so weit ausgeräumt, daß bei der anschließenden Montage der

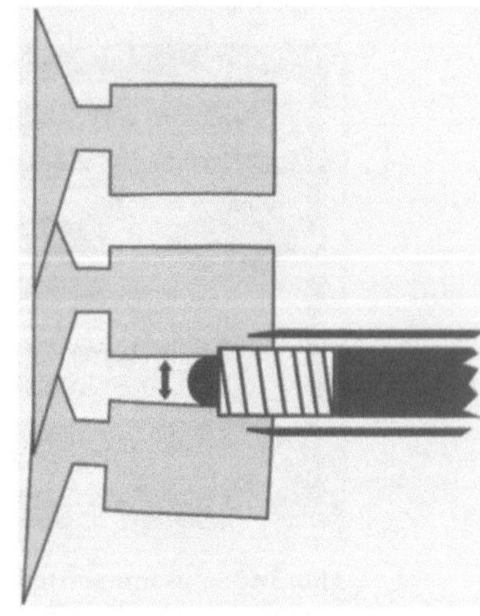

Abb. 3.66. Arbeitstrokar mit Metallzähnen, die in die benachbarten Wirbelkörper eingeschlagen sind. Die wiedergewonnene Bandscheibenhöhe wird auf diese Weise bis zum Ende der Montage gesichert. Das Bett für den BAK-Cage wird dann mit Bohrern vorbereitet, die an der Spitze einen „guide plug" in gleicher Größe wie der zuletzt verwendete „distraction plug" tragen. Der „guide plug" drängt die Deckplatten im dorsalen Anteil des Bandscheibenfaches vor der Bohrung stumpf auseinander. Damit ist die Montage in paralleler Ausrichtung der Deckplatten gewährleistet

Implantate keine Protrusion von Bandscheibengewebe zur Seite oder nach dorsal in den Spinalkanal auftreten kann.

Fusion der Wirbelkörper. Für die Fusion der Wirbelkörper wird der 15-mm-Trokar gegen einen 20-mm-Arbeitstrokar aus Stahl ausgetauscht. Der Arbeitstrokar hat einen stufenlos einstellbaren Positivstop, der verhindert, daß die anschließend verwendeten Instrumente zu tief in Richtung des Spinalkanals vordringen. An der Spitze des Trokars sind Zähne angebracht, die beim Einbringen in die Bauchhöhle in den Trokar eingezogen werden können.

Der Trokar wird mit einem Führungsstab über einen der Distanzhalter (plug) geführt, und es werden die Zähne in den Wirbelkörper L5 und S1 eingeschlagen. Der Distanzhalter kann nun entfernt werden, ohne daß die wiedergewonnene Bandscheibenhöhe verlorengeht (Abb. 3.66).

Es erfolgt jetzt das weitere Aufbohren mit scharfen Bohrern. Dabei wird von den benachbarten Deckplatten je ein Fünftel des zuvor ermittelten Implantatdurchmessers mitentfernt. Der

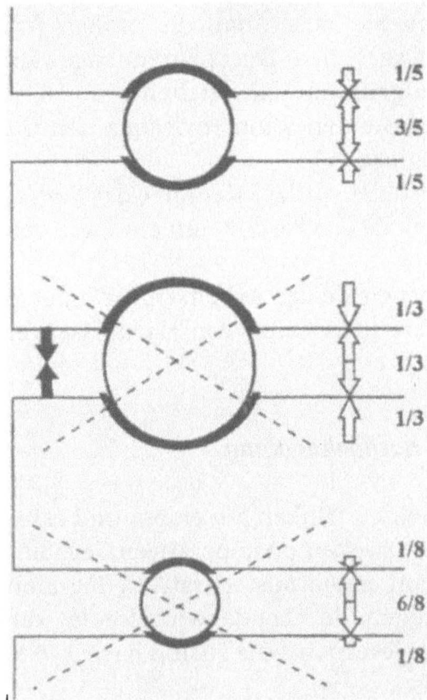

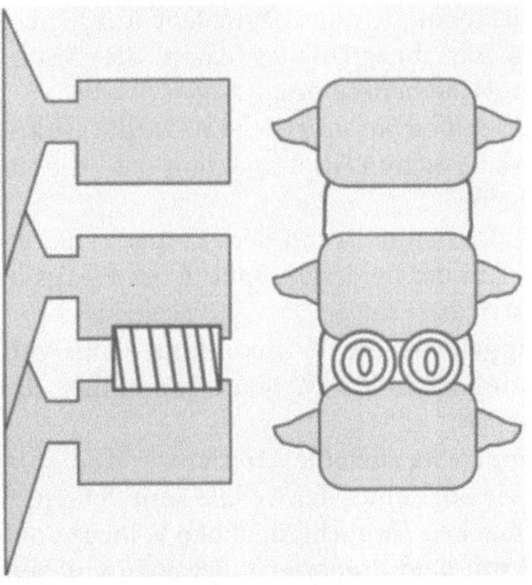

Abb. 3.67. Schematische Darstellung des in korrekter Größe eingebrachten BAK-Cages (*oben*). Wird der BAK-Cage in zu großem Durchmesser gewählt (*Mitte*), dann reiten die stabilen Deckplatten nicht mehr auf der Hohlschraube. Die Abstützung liegt nahezu vollständig im spongiösen (weichen) Knochen der Wirbelkörper und birgt die Gefahr des Einbrechens der Wirbelkörper über dem Implantat mit der Konsequenz des Rekollapses des Zwischenwirbelraumes. Wird der Durchmesser des BAK-Cages zu klein gewählt (*unten*), dann besteht eine unzureichende Kontaktfläche zum spongiösen Knochen der Wirbelkörper. Der knöcherne Durchbau ist dann nicht gewährleistet

Abb. 3.68. Distraktions-Kompressions-Verbindung durch die implantierten Cages. Es besteht eine primär stabile Verbindung der angrenzenden Wirbelkörper, Spannung der Bandstrukturen und Wiedereröffnung der Foramina. Die permanente Stabilität wird langfristig durch den knöchernen Durchbau zwischen den Wirbelkörpern erreicht

dafür notwendige Bohrer muß im Durchmesser 2–3 mm größer sein als der Durchmesser des letzten Distanzhalters. Die Mitnahme der Deckplatten zu je einem Fünftel des Implantatdurchmessers garantiert zum einen, daß die Stabilität der Deckplatte nicht zu stark gemindert wird, das Implantat ausreichend verankert wird und eine genügend große Kontaktfläche in den angrenzenden Wirbelkörpern entsteht (Abb. 3.67). Letztere gewährleistet den knöchernen Durchbau durch die perforierte Hohlschraube, was schließlich die permanente Stabilität der Fusion bestimmt.

Nach dem Aufbohren und Gewindeschneiden in angepaßter Größe ist das Implantatbett präpariert. Der Titancage wird mit Spongiosa aus dem Beckenkamm aufgefüllt und eingedreht. Das glei-

che Vorgehen erfolgt an der Position des zweiten Platzhalters. Dafür wird der Arbeitstrokar auf den Distanzhalter umgesetzt, die Zähne eingeschlagen und der Plug entfernt. Wenn beide Titanschrauben an ihrem Platz sind, wird die Lage im seitlichen Strahlengang überprüft und wenn erforderlich durch weiteres Eindrehen optimiert. In die vordere Kammer der Cages wird Spongiosa nachgefüllt und mit einem Stößel komprimiert (Abb. 3.68).

Verschluß des Peritoneums. Die endoskopische Spondylodese wird mit dem Verschluß des Peritoneums beendet. Wir führen eine fortlaufende Naht durch, die an beiden Enden mit einem resorbierbaren PDS-Clip (Ethicon Endo-Surgery, Hamburg) armiert wird. Die Trokare werden entfernt und die Trokarinzisionen verschlossen.

3.3.3.4 Essentials

- Verwenden Sie einen leistungsfähigen C-Bogen.
- Lagern Sie den Patienten so, daß im anteriorposterioren und seitlichen Strahlengang der lumbosakrale Übergang nicht überlagert wird (Kabel, Arme).

- Markieren Sie unter Durchleuchtung mit Hilfe des Kirschner-Drahtes exakt die Mitte des Bandscheibenraumes.
- Bestimmen Sie auf gleiche Weise die senkrechte Trokarposition in Projektion auf die Bandscheibe.
- Identifizieren Sie mit dem Präpariertupfer den Verlauf der beiden Hauptäste des Plexus hypogastricus.
- Clippen Sie die V. sacralis mediana vor der Mündung in die V. iliaca communis sinistra doppelt.
- Clippen Sie auch die Arterie.
- Beide oder eines der Gefäße kann fehlen.
- Versuchen Sie nicht, die linke V. iliaca communis mit dem Präpariertupfer abzuschieben. Sie reißt ein.
- Falls erforderlich, lösen Sie die Vene entlang des medialen Randes mit der Schere aus den bindegewebigen Verankerungen.
- Achten Sie streng darauf, daß aus der Sicht des Optiktrokars der Horizont des Bandscheibenraumes nicht abkippt. Andernfalls würden die Cages schräg positioniert.
- Vermeiden Sie, daß die Bandscheibenraumbohrung nach lateral abweicht.
- Entfernen Sie nach dem Aufbohren Bandscheibenreste mit dem Rongeur.
- Vermeiden Sie Divergenz und Konvergenz beim Plazieren der Cages.
- Versenken Sie die Cages unter Niveau der Wirbelkörpervorderkanten (Arrosion der V. iliaca).

- Stellen Sie sicher, daß die großen Öffnungen der Cages den Deckplatten zugewandt sind (Handgriff muß quer stehen).
- Füllen Sie den Raum zwischen den Cages mit Spongiosa.
- Ebenso die vordere Kammer der Cages.
- Nähen Sie das Peritoneum am Ende der Operation.
- Entfernen Sie den Arbeitstrokar unter Sicht der Kamera (Ausschluß von Harnblasenverletzungen).

3.3.3.5 Nachbehandlung

Die Patienten trinken am ersten und essen in der Regel am zweiten postoperativen Tag. Sie werden bereits am ersten postoperativen Tag mobilisiert. Bewegungen der Lendenwirbelsäule werden so lange ausgesetzt, bis die Fusion nach 3–6 Monaten erfolgt ist.

Der knöcherne Durchbau ist bei den BAK-Cages röntgenologisch nicht erkennbar. Die adäquate Einheilung der Cages ist daran ableitbar, daß sie nicht dislozieren und keine knöchernen Resorptionszonen am Rand der Titanschrauben auftreten. Außerdem ist der klinische Verlauf mit persistierender Beschwerdefreiheit ein maßgebliches Kriterium (Abb. 3.69, 3.70).

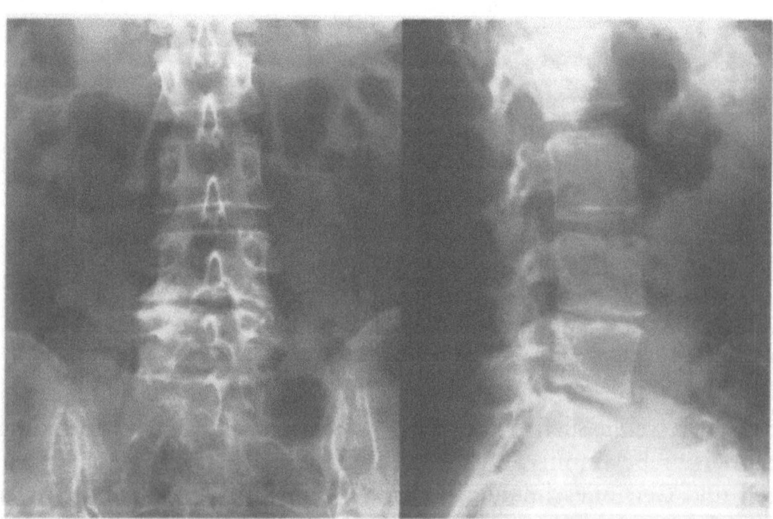

Abb. 3.69. 50jährige Patientin mit Bandscheibendegeneration L4/5 und L5/S1. Zustand nach mehrfacher Nukleotomie

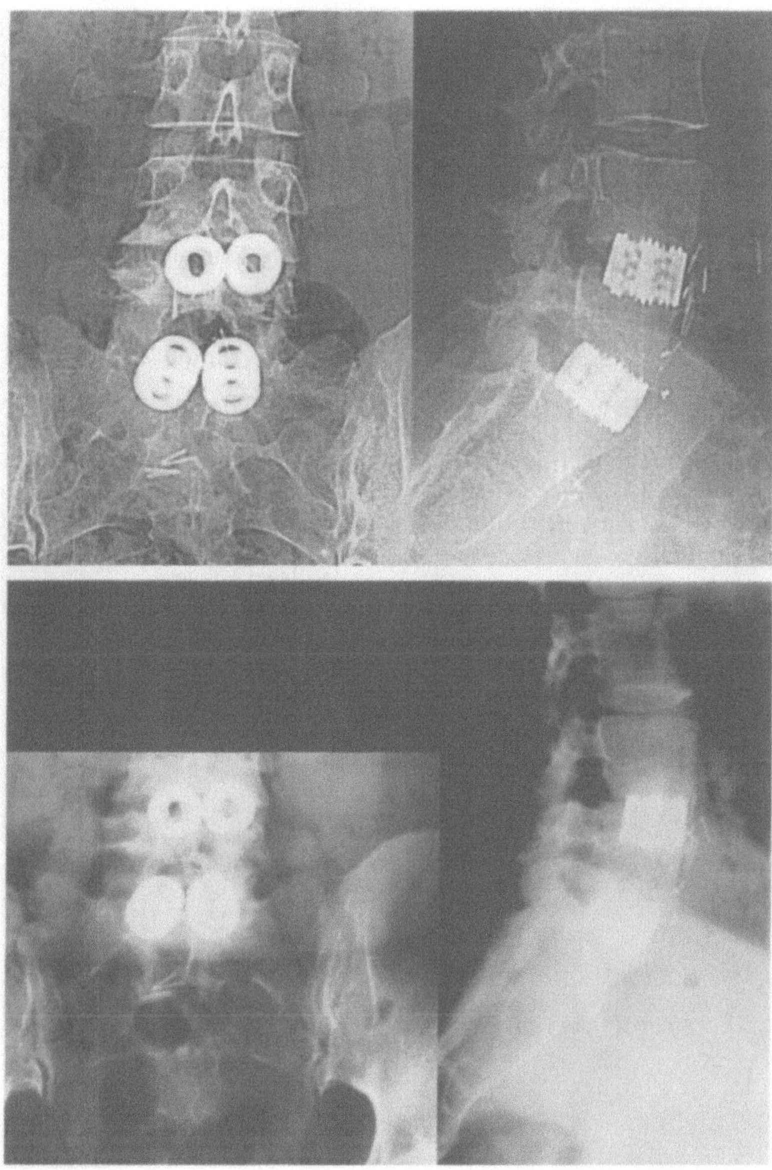

Abb. 3.70. Patientin von Abb. 3.69. *Oben:* Laparoskopische 2-Etagen-Fusion mit BAK-Cages. Wiederherstellung der Bandscheibenhöhe und Erweiterung der Foramina intervertebralia. *Unten:* Ausheilungszustand 1 Jahr später nach körperlicher Vollbelastung und weitgehender Beschwerdefreiheit

3.3.3.6 Ergebnisse

Eine klinisch-prospektive Multicenterstudie, die 947 mit dem BAK-System operierte Patienten umfaßte, wurde 1996 der Federal Drug Administration (FDA) vorgelegt [8].

591 Patienten wurden offen von anterior, 356 Patienten offen von posterior operiert. Die meisten Patienten waren länger als 2 Jahre nachbeobachtet worden. Die Fusionsrate betrug nach 1 Jahr 85,6%, nach 2 Jahren 90,6% und nach 3 Jahren 98,3%. Majorkomplikationen waren gering und betrugen 2%. Darin enthalten waren Dislokationen der Implantate (1,5%). Dislokationen traten innerhalb der ersten 3 Monate postoperativ auf. Ursachen dafür waren zu klein gewählte Implantate und nicht ausreichend tief implantierte BAK-Cages. Die Reoperationsrate, die dem

BAK-System zugeschrieben wurde, betrug 4,4%. Zwei Drittel der Reoperationen wurden spät erforderlich (primär wegen zusätzlicher Stabilisierung aufgrund anhaltender Schmerzen).

Die FDA hat Hohlgewindeschrauben zur interkorporellen Fusion für folgende Anwendungen genehmigt:

- für die anteriore lumbale Interbody-Fusion (ALIF),
- für die posteriore lumbale Interbody-Fusion (PLIF),
- für die laparoskopische ALIF.

In einer von der FDA genehmigten Vergleichsstudie wurde die laparoskopische ALIF bei 80 Patienten mit der offenen ALIF (252 Patienten) und der PLIF (238 Patienten) verglichen.

Die Indikationen zur Operation waren in den 3 Gruppen identisch: länger als 6 Monate bestehende schwere radikuläre und/oder mechanische Symptome bei L4/L5- oder L5/S1-Bandscheibendegeneration. Patienten mit Spondylolisthesis wurden ausgeschlossen. Die Operationszeit bei laparoskopischen Fusionen war nur 30–60 min länger als bei offenen Zugängen. Der stationäre Aufenthalt war nicht signifikant unterschiedlich (lap. ALIF: 3,92 Tage, offene ALIF: 3,98 Tage). Im Vergleich mit den offenen Methoden waren die Fusionsraten, der klinische Verlauf und die Quote der Komplikationen nicht signifikant unterschiedlich.

Im Juli 1997 wurde die laparoskopische Implantation der BAK-Cages von der FDA genehmigt.

McAfee [10] berichtete 1995 über 22 laparoskopische Fusionen mit dem BAK-Cage. Die mittlere Operationszeit betrug 4 h 17 min (2.40–9 h). Der intraoperative Blutverlust war durchschnittlich 194 ml (50–800 ml), bedingt durch eine Verletzung der V. iliaca communis. Der stationäre Aufenthalt betrug in der Regel 4 Tage.
Noch kürzer – 1,7 Tage – war der stationäre Aufenthalt in einer weiteren prospektiven Studie mit 20 Patienten [7].

3.3.4 Lumbosakrale Fusion (L5/S1) mit dem Anterior Endoscopic Thoraco-lumbar I/F Cage (AETI; DePuy AcroMed)

Mitte der 80er Jahre leisteten John Brantigan und Arthur Steffee [4] ihren Beitrag an der Entwicklung der interkorporellen Fusionstechnik. Sie erkannten, daß nach degenerativen Abnutzungen die physiologische Wiederausrichtung der Wirbelsäule eine entscheidende Bedeutung hat.

Um dieses Ziel zu erreichen, wurde ein mit Kohlefasern verstärkter polymerer Fusionscage entwickelt. Das Steifigkeitsmodul des Kohlefasercages erlaubt die Übertragung von Kompressionskräften und stimuliert das Knochenwachstum auf der Basis der eingebrachten Spongiosa. Das Material, aus dem der Cage gefertigt ist, widersteht den Kräften aus allen Richtungen und besitzt einen Elastizitätsmodus, der der menschlichen Kortikalis sehr nahe kommt. Anfang der 90er Jahre wurde der Cage in Europa eingeführt und bislang in offener Operationstechnik mehrere tausend Male eingesetzt.

Im Fahrwasser der laparoskopischen Revolution wurde 1991 von Obenchain [12] über die erste laparoskopische Diskektomie berichtet. Obwohl die ersten Berichte vielversprechend waren, mußten sie sich dennoch der Kritik stellen, die auch der perkutanen Diskektomie galt. Die Nachteile der nicht erfolgten interkorporellen Fusion sind Instabilität und fehlender Ausgleich des Verlustes der Bandscheibenhöhe. David McCord [11] entwickelte die laparoskopische Methode, die es ermöglichte, die Bandscheibe zu entfernen und die Bandscheibenhöhe mittels des Carboncages wiederherzustellen.

Die Cages ahmen den keilförmigen Bandscheibenraum zwischen L5 und S1 nach. Sie sind 12 mm breit und haben eine Länge von 21–25 mm. Sie sind an der Vorderkante 2 mm höher als an der Hinterkante (Abb. 3.71). Es gibt sie in 4 verschiedenen Höhen. 7/9 mm, 9/11 mm, 11/13 mm und 13/15 mm. Die erforderliche Höhe wird während der Operation ermittelt. Zahnförmige Querrillen an der Ober- und Unterseite verhindern, daß sie ins Gleiten kommen. Sie sind röntgenologisch nicht erkennbar, ein Vorteil, der es erlaubt den knöchernen Durchbau postoperativ zu verfolgen.

An den gegenüberliegenden Ecken der Vorder- und Hinterkante ist jeweils eine Tantalumperle eingebettet. Während des Einschlagens des Cages

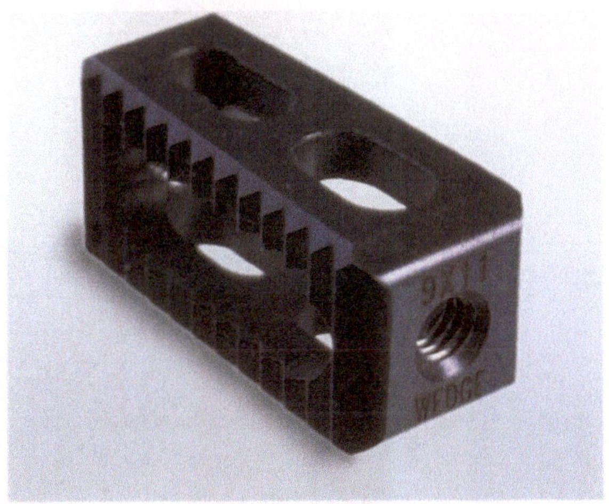

Abb. 3.71. Anterior Endoscopic I/F Cage (AETI) aus Carbon (DePuy AcroMed, Cleveland)

dienen die Perlen unter Durchleuchtung der Orientierung. Sie zeigen an, wie tief der Cage eingeschlagen ist und ob eine Achsendivergenz besteht. Es werden immer 2 Cages mittig in den Bandscheibenraum eingeschlagen.

3.3.4.1 Operationstechnik

Ausräumen der Bandscheibe. Für die Fusion mit dem Brantigan-Cage steht ein spezielles Instrumentarium zur Verfügung. Wir haben es mit dem 7- und 10-mm-Storz-Meißel ergänzt und sehen darin eine entscheidende Verbesserung der Methode. Wir arbeiten, im Gegensatz zu anderen, in der Blickrichtung der Kamera. Der Mittelpunkt der Bandscheibe wird mit dem Kirschner-Draht unter Durchleuchtung eingestellt und mit einer punktförmigen Koagulation markiert. Von diesem Punkt aus wird mit dem scharfen Meißel das Längsband entlang der Kante des Sakrums durchtrennt.

Vom Mittelpunkt aus gehen wir mit dem 10-mm-Meißel eineinhalb Breiten nach jeder Seite (Abb. 3.72). Nach der Durchtrennung des Längsbandes wird der Meißel in den Bandscheibenraum vorgetrieben und dadurch die Bandscheibenfixierung von der Deckplatte des Sakrums gelöst. Das gleiche Vorgehen wird dann an der Unterkante des 5. Lendenwirbelkörpers ausgeführt. Mit dem 7-mm-Meißel wird zu beiden Seiten die laterale Begrenzung des auszuhebenden Bandscheiben-

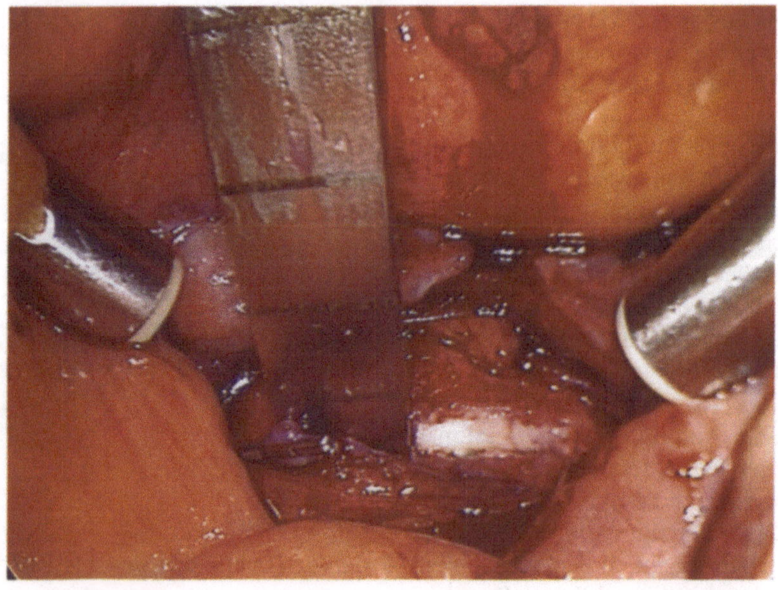

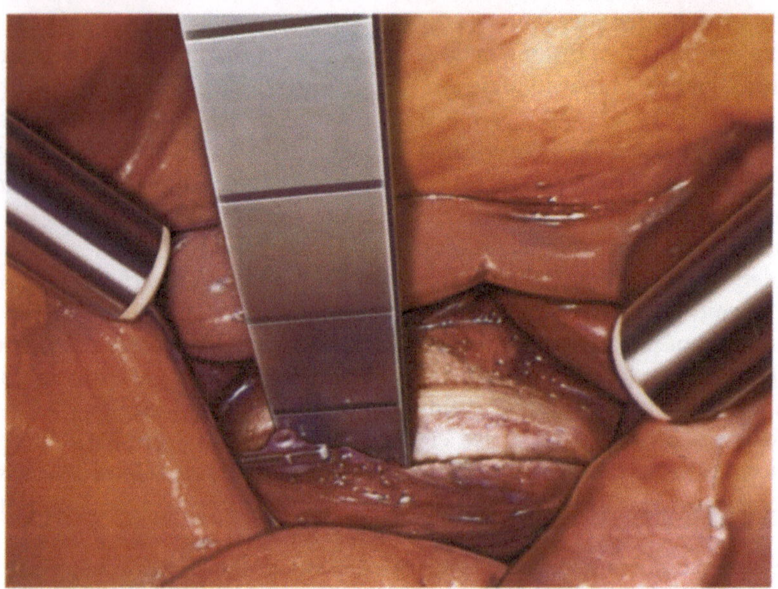

Abb. 3.72. Durchtrennen des Längsbandes über der Bandscheibe mit dem Storz-Meißel. Die Retraktoren halten den Bandscheibenraum auf

faches eingekerbt. Mit dem Rongeur kann bisweilen der Bandscheibenblock nahezu in toto entfernt werden (Abb. 3.73).

Die Feinarbeit, das Entfernen von Bandscheibenmaterial und die Präparation der Endplatten, wird mit der Kürette (Abb. 3.74), dem Steigbügel (Abb. 3.75) und der Raspel (Abb. 3.76) fortgesetzt. Sämtliche Instrumente haben eine Skalierung, die verhindert, daß zu tief in den Bandscheibenraum vorgedrungen wird. Mit der 30°-Optik kann man in den Raum hineinsehen und die Feinarbeit unter Sicht vollenden (Abb. 3.77). Die Palette der Instrumente besteht aus Shavern verschiedener Breite, Rongeuren, Küretten, einer Raspel, einem Steigbügel und weiteren (Abb. 3.78).

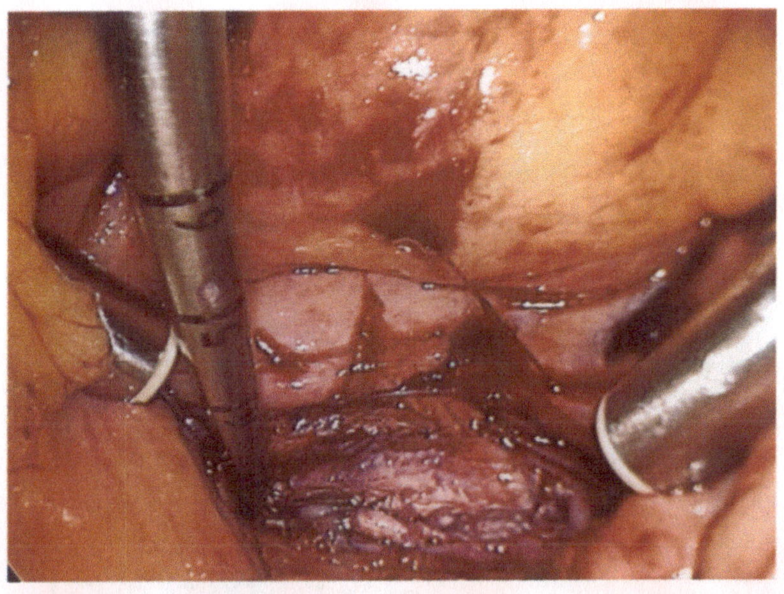

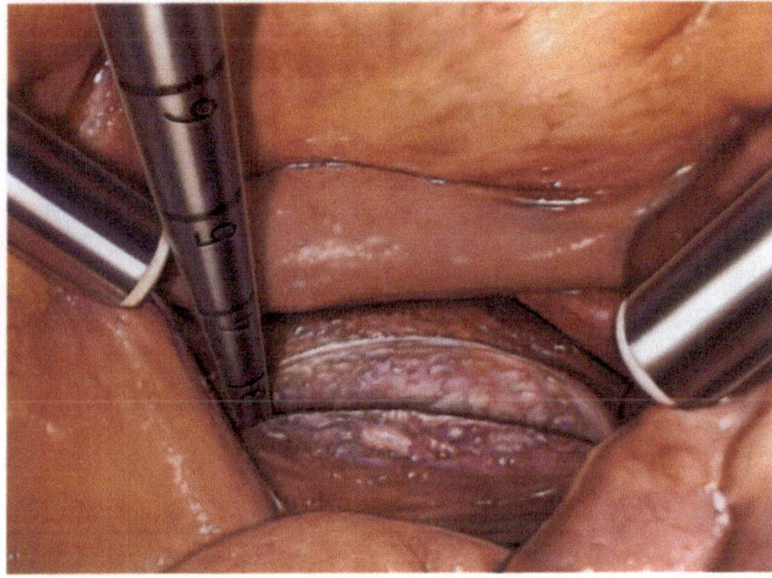

Abb. 3.72 (Fortsetzung)

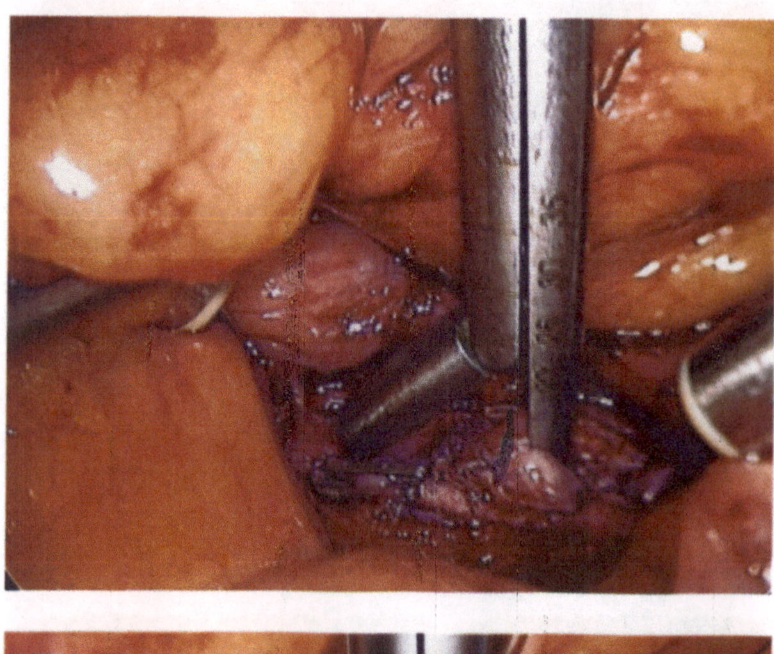

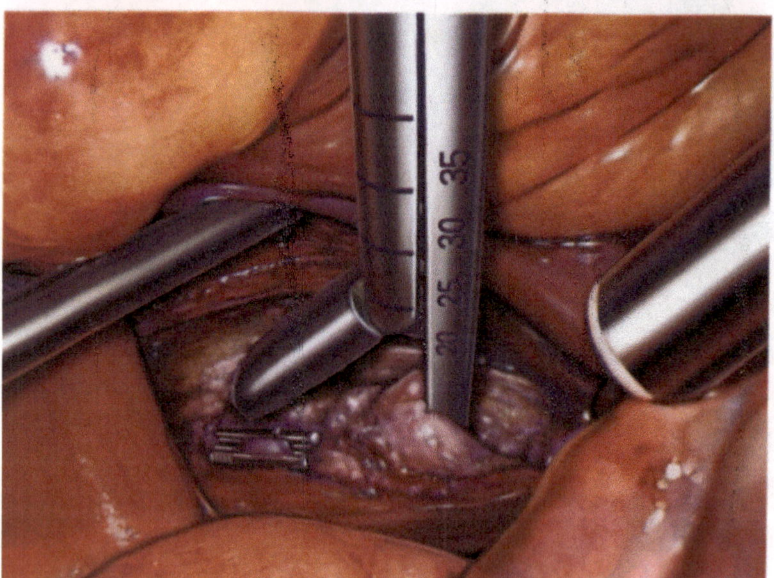

Abb. 3.73. Ansetzen des Rongeurs für die Exstirpation eines Bandscheibenblockes

Abb. 3.74. Kürettierung des Bandscheibenfaches. *Oben, Mitte:* Ablösung ▶ von Bandscheibenfasern an den Endplatten. *Unten:* Schematische Darstellung der Kürettierung. Die Zahlen auf dem Instrument zeigen die Eindringtiefe in den Bandscheibenraum an (mit freundlicher Genehmigung von DePuy AcroMed)

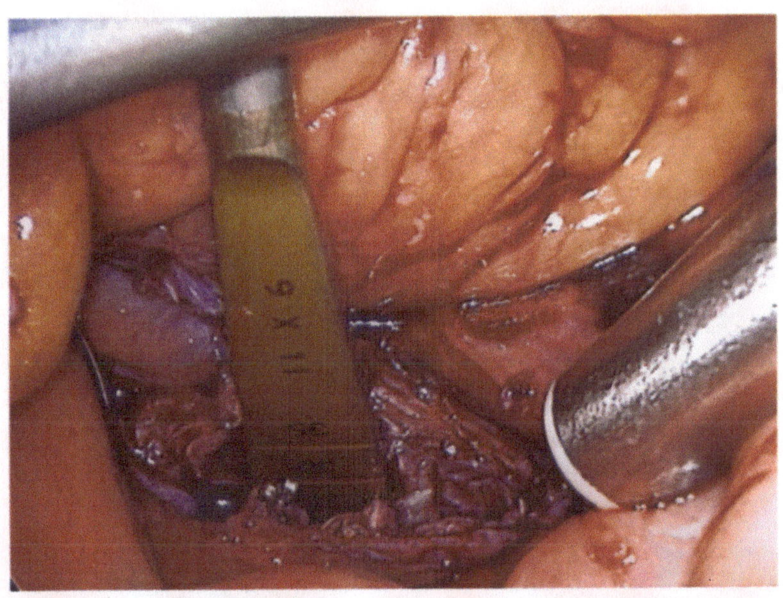

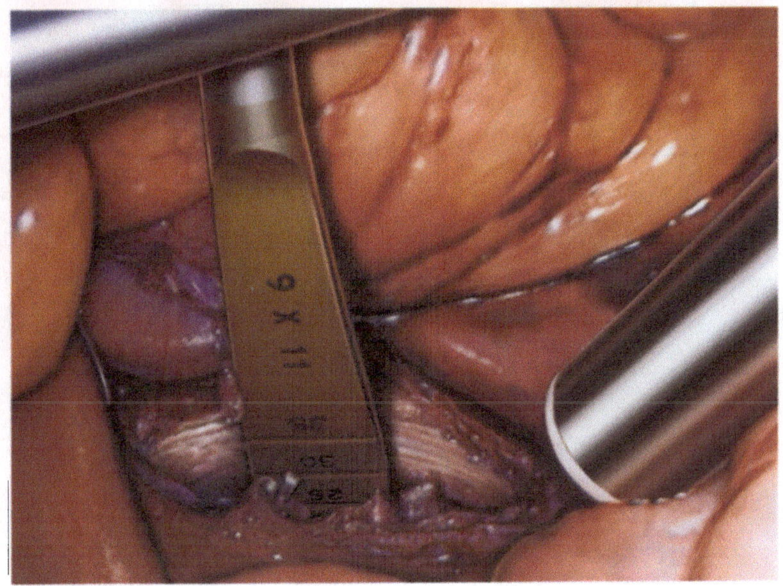

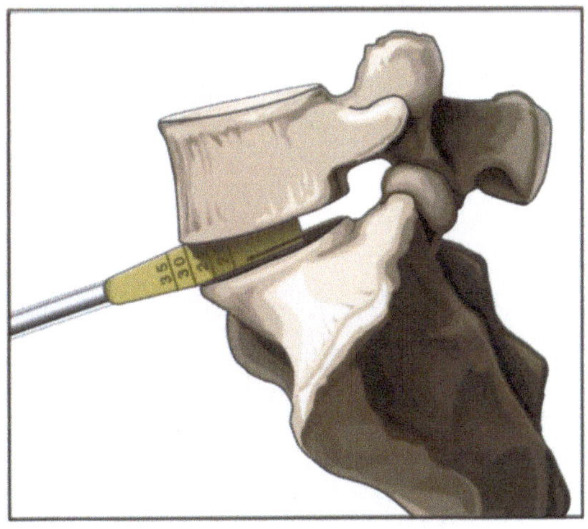

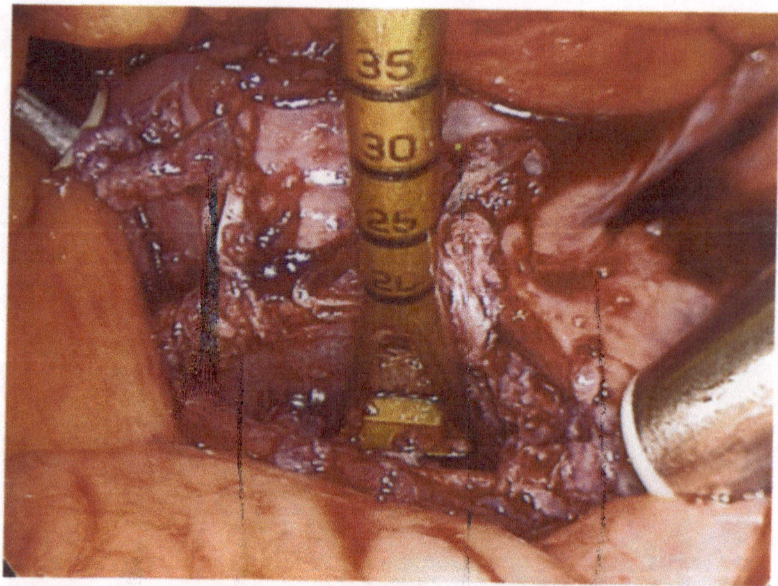

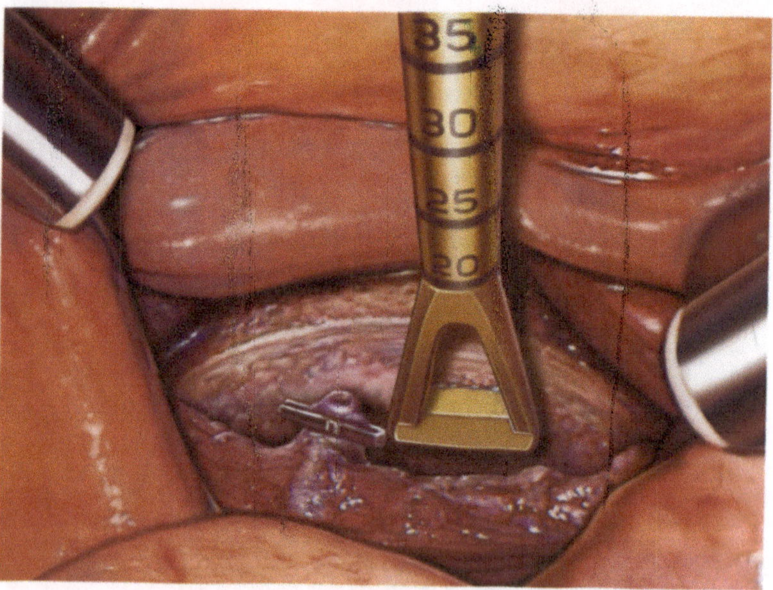

Abb. 3.75. Feinarbeit an den Endplatten mit dem Steigbügel

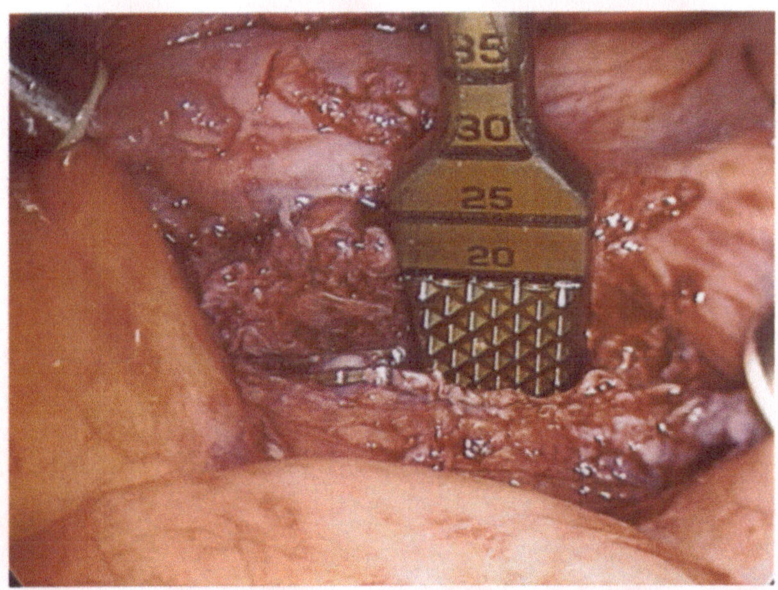

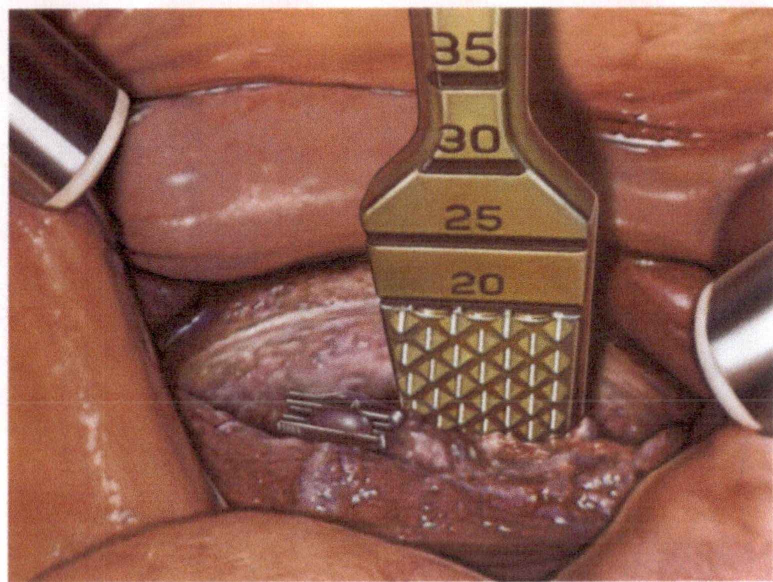

Abb. 3.76. Aufrauen der Deckplatten mit der Raspel

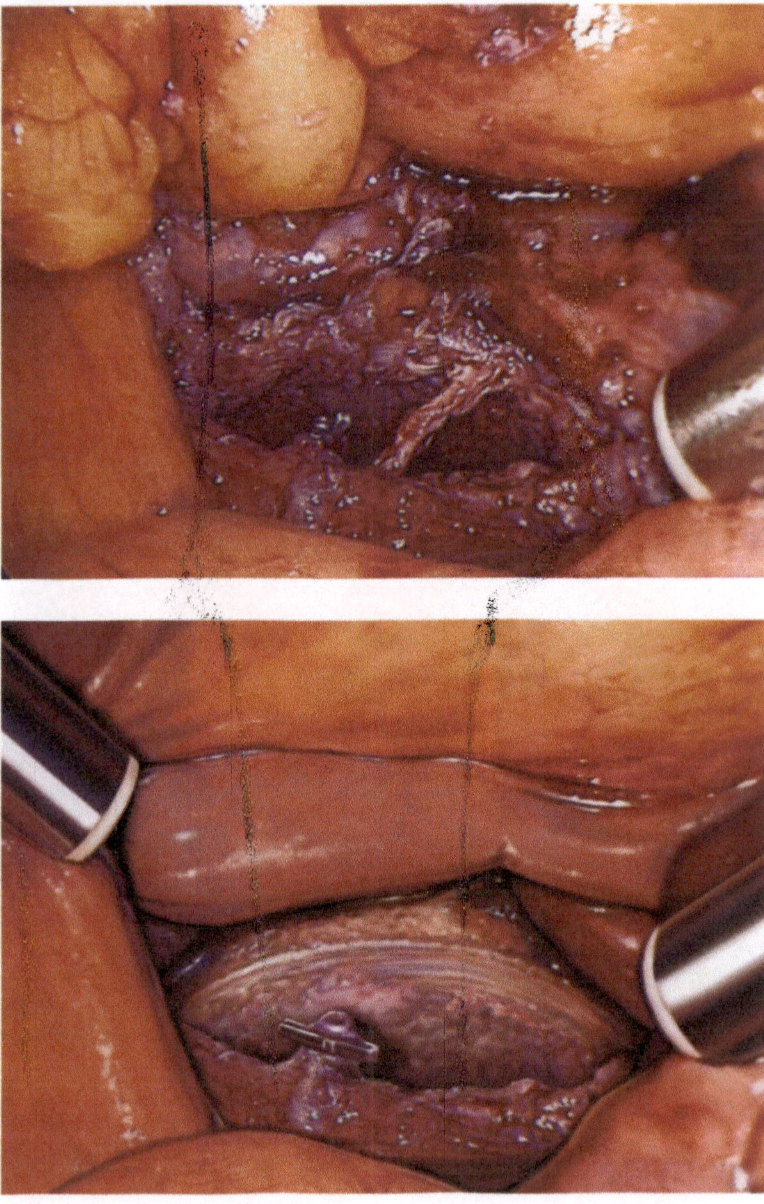

Abb. 3.77. Bandscheibenfach nach Ausräumung vor dem Einbringen der Cages. Ein Faserrest des Längsbandes überquert das Lumen (*oben*)

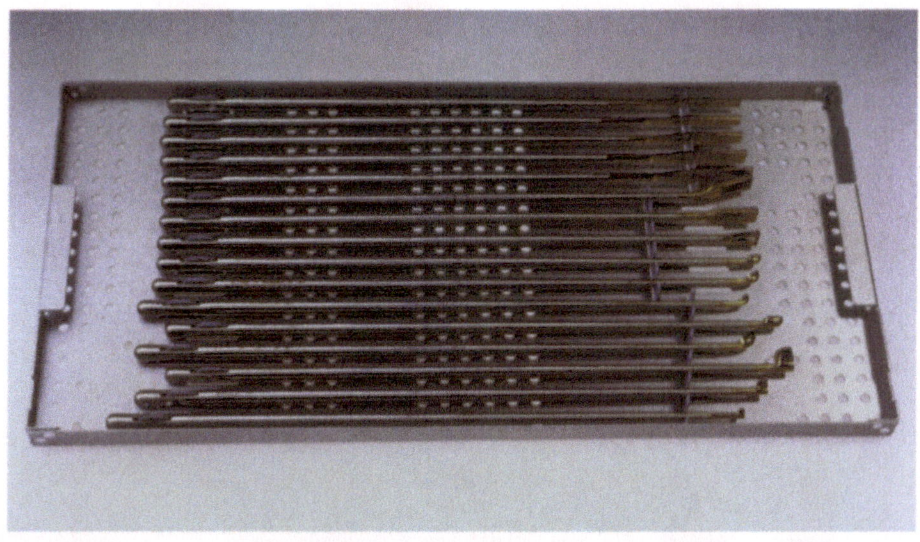

Abb. 3.78. Instrumentarium für die Präparation des Bandscheibenfaches (DePuy Acro-Med)

Wiederherstellen der Bandscheibenhöhe. Wenn der Bandscheibenraum präpariert ist, wird seine Höhe wieder eingestellt. Dazu dienen Distraktoren, die den Cages in Höhe und Keilform angepaßt sind. Der erste Distraktor wird so klein gewählt, daß er leicht passend eingesetzt werden kann. Rechts links alternierend werden dann in 1-mm-Schritten ansteigend größere Distraktoren eingesetzt, bis die gewünschte Bandscheibenhöhe erreicht ist (Abb. 3.79). Falls erforderlich kann jetzt die Endplatte noch einmal bearbeitet werden, um letzte Bandscheibenreste zu entfernen oder Knorpelreste abzuraspeln.

Wenn, beispielsweise bei der Spondylolisthesis, die Reposition und Distraktion vorausging und mit dem Fixateur interne eingestellt wurde, entfällt die Aufrichtung mit den Distraktoren.

Fusion der Wirbelkörper. Spongiosa kann auf zweierlei Weise gewonnen werden: einmal zum Zeitpunkt der Reposition und Stabilisierung mit dem Fixateur interne vom hinteren Beckenkamm. Dann wird sie tiefgefroren und für die laparoskopische anteriore Fusion, einige Tage später, wieder aufgetaut. Wenn ausschließlich das laparoskopische ventrale Vorgehen gewählt wird, dann wird Spongiosa vom vorderen Beckenkamm gewonnen.

Die Cages werden mit der Spongiosa dicht gepackt. Bis zu einer vorderen Kantenhöhe von 11 mm können sie durch den 15-mm-Trokar eingebracht werden. Bei 13 und 15 mm Vorderkantenhöhe muß auf den 20-mm-Storz-Stahltrokar gewechselt werden. Ein Distraktor wird entfernt und an seiner Stelle der Cage in gleicher Abmessung eingeschlagen (Abb. 3.80).

An dieser Stelle muß darauf geachtet werden, daß sich der Horizont der Kameraeinstellung nicht verschoben hat. Anderenfalls bestünde die Gefahr, daß der Cage nicht senkrecht, sondern nach lateral divergierend eingeschlagen würde. Dieser Umstand hätte die Kompression der Nervenwurzeln zur Folge. – Wenn der erste Cage sitzt, wird der zweite analog eingesetzt (Abb. 3.81).

Unter seitlicher Durchleuchtung wird anhand der Tantalumkügelchen die Eindringtiefe der Cages überprüft. Im Bedarfsfall werden sie tiefer eingeschlagen. Wenn die Cages eingepaßt sind, werden die Längsbänder unter Zug gesetzt und dadurch die Instabilität aufgehoben (Abb. 3.82). An dieser Stelle sei erwähnt, daß es kein Ausschlaginstrumentarium gibt. Nach der abschließenden Röntgenkontrolle in 2 Ebenen wird das Peritoneum mit fortlaufender Naht verschlossen (Abb. 3.83), und die Trokare werden entfernt.

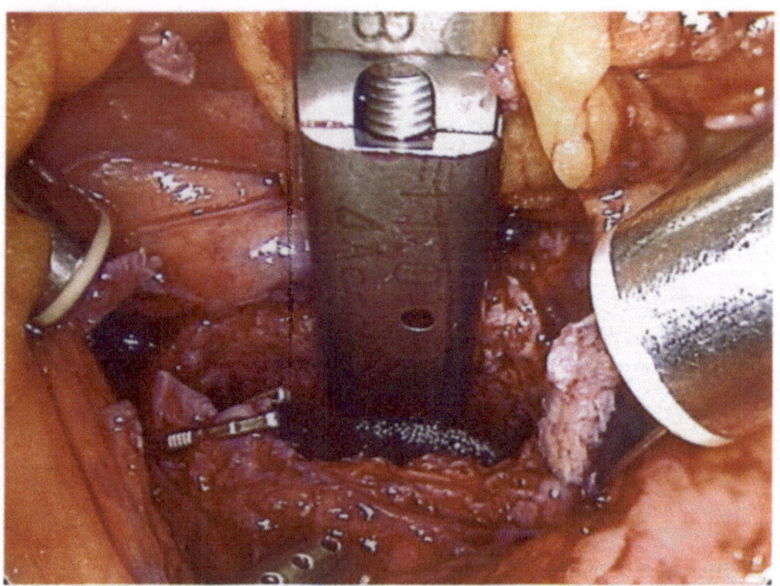

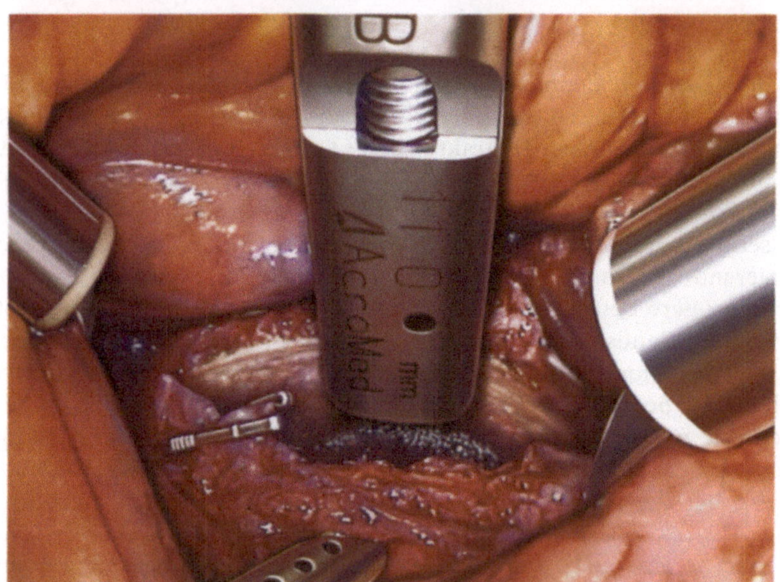

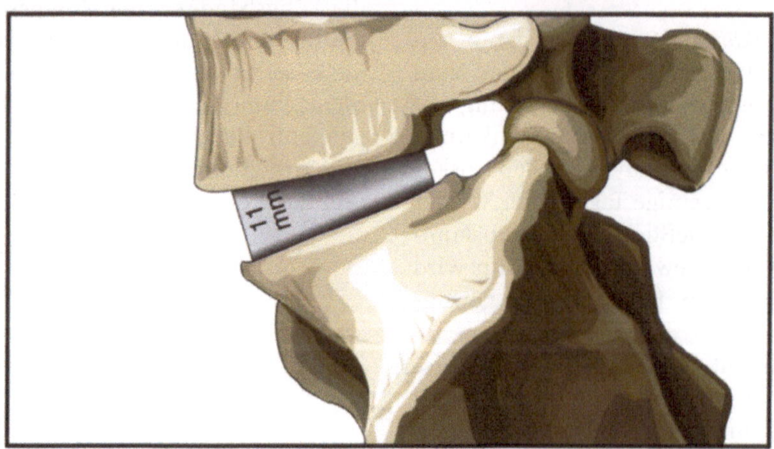

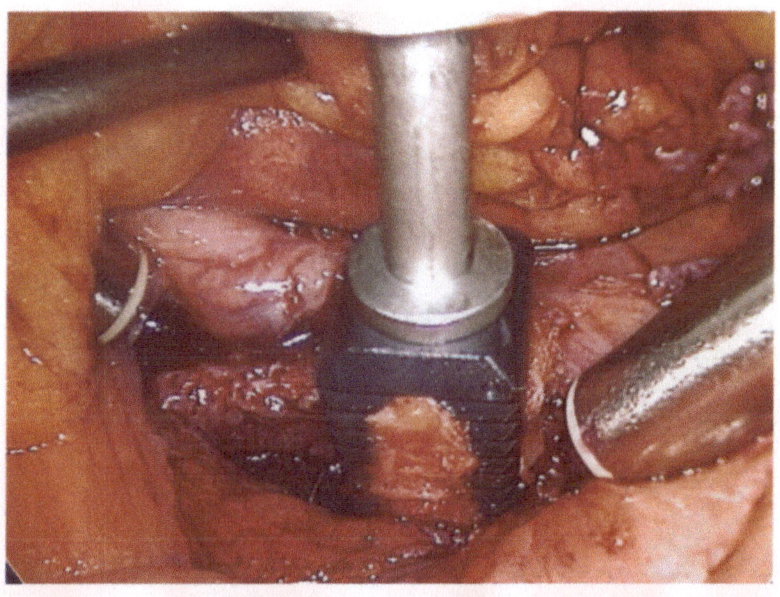

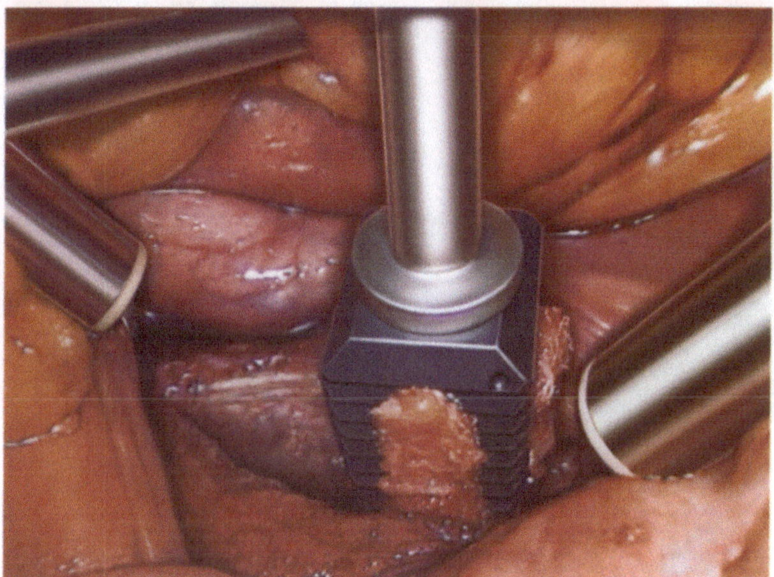

Abb. 3.80. Einschlagen des ersten, mit Spongiosa gefüllten Carboncages. Die Querrillen sind den Deckplatten zugewandt

◀ **Abb. 3.79.** Funktion des Distraktors. *Oben, Mitte:* Einführen des Distraktors. Der Distraktor wird im Bandscheibenfach um 90° gedreht. Dadurch wird die Höhe des Bandscheibenfaches eingestellt. *Unten:* Schematische Darstellung

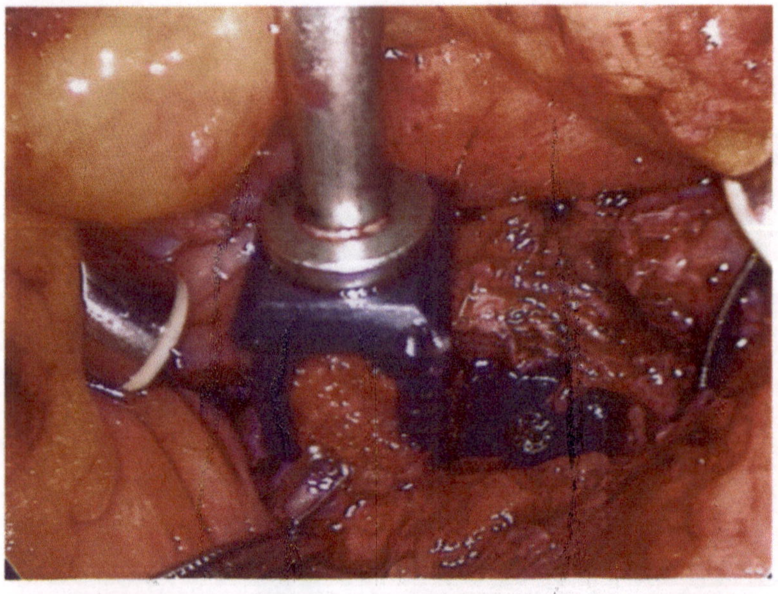

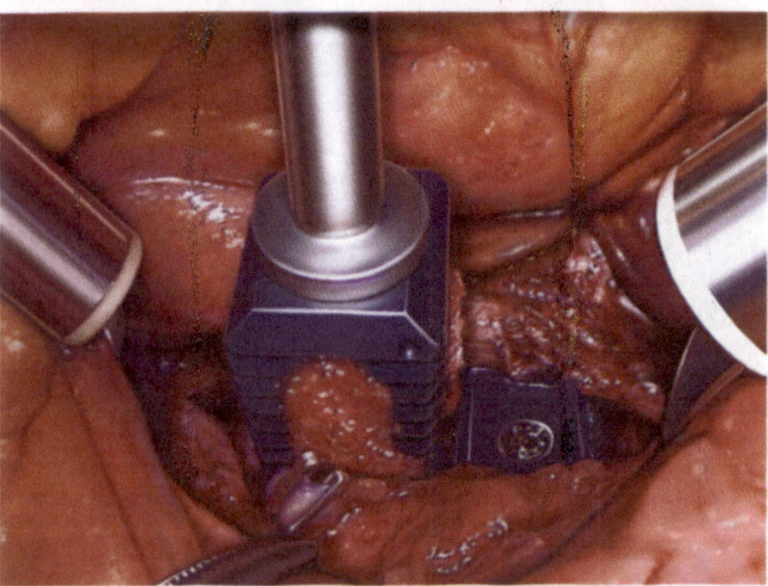

Abb. 3.81. Einschlagen des zweiten Carboncages, der unmittelbar neben dem ersten plaziert ist

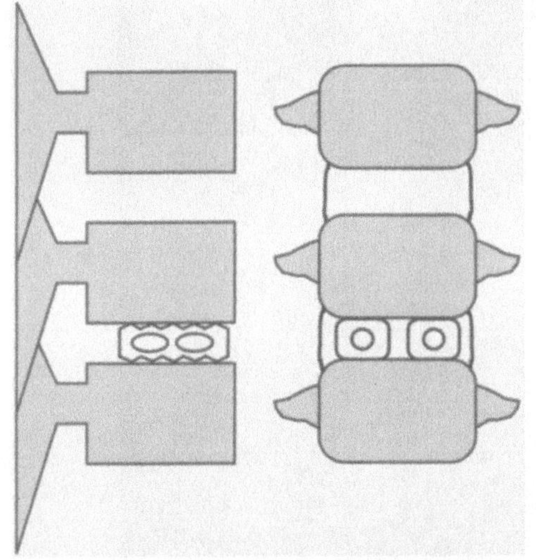

Abb. 3.82. Interkorporelle Fusion mit dem Brantigan-Carboncage. Anders als bei dem BAK-System wird die Höhe des Bandscheibenraumes ohne Bohrung der Wirbelkörperdeckplatten wiederhergestellt

3.3.4.2 Essentials

- Lagern Sie den Patienten so, daß der Fusionsbereich L5/S1 bei der Durchleuchtung in 2 Ebenen uneingeschränkt darstellbar ist.
- Beachten Sie die Empfehlungen der Präparation, die auch für den BAK-Cage gelten.
- Markieren Sie die Mitte des Bandscheibenraumes mit dem Kirschner-Draht.
- Durchtrennen Sie das vordere Längsband mit dem scharfen, 10 mm breiten Storz-Meißel an der Oberkante von S1 und an der Unterkante von L5 (Durchleuchtung).
- Gehen Sie von der Mitte aus jeweils eineinhalb Meißelbreiten nach rechts und nach links.
- Treiben Sie den Meißel mit dem Handballen nach vorn (kontrollierte Eindringtiefe).
- Setzen Sie den 7-mm-Storz-Meißel 15 mm lateral der Mitte senkrecht auf den Bandscheibenraum auf und treiben Sie ihn vor.
- Nach gleichem Vorgehen auf der gegenüberliegenden Seite ist der Bandscheibenblock gelöst.
- Entfernen Sie die ausgestanzte Bandscheibe nahezu in toto.
- Entfernen Sie ligamentäre Überstände an den Wirbelkörperkanten mit der Stanze.
- Kontrollieren Sie unter Durchleuchtung die Eindringtiefe des Rongeurs und entfernen Sie die Bandscheibe bis in eine Tiefe, die der Länge des Cages entspricht.

- Rauhen Sie die Deckplatten mit der Raspel an.
- Tip: Wenn Sie über einen Adapter verfügen, können Sie auf eine 0°-Optik umwechseln und über den Instrumentiertrokar senkrecht in den Bandscheibenraum hineinsehen.
- Überprüfen Sie, ob die Cages Tantalummarkierungen haben.
- Beachten Sie den Horizont.
- Schlagen Sie die Cages ohne Divergenz und ohne Konvergenz ein.
- Prüfen Sie im seitlichen Strahlengang den Höhenausgleich beider Cages anhand der Metallkügelchen.
- Prüfen Sie die parallele Lage im a.-p.-Strahlengang.
- Achtung! Es gibt kein Ausschlaginstrument.
- Füllen Sie den Raum zwischen den Cages mit Spongiosa.
- Verschließen Sie das Peritoneum mit fortlaufender Naht.

3.3.4.3 Nachbehandlung

Die Patienten können am ersten postoperativen Tag trinken. Ebenfalls am ersten postoperativen Tag beginnt die Mobilisation aus dem Bett mit Gehübungen. Die Mobilisation wird sukzessiv gesteigert. Eine Rehabilitation kann angeschlossen werden. Nach dem ersten Flatus, am zweiten oder dritten postoperativen Tag, beginnt die orale Nahrungszufuhr.

Der postoperative stationäre Aufenthalt wird bei uns auf eine Woche beschränkt. In den USA wird die Operation als Eintageschirurgie durchgeführt. Beispiele für Indikation, Fusion und Verlauf der Anwendung von Carboncages zeigen Abb. 3.84–3.86.

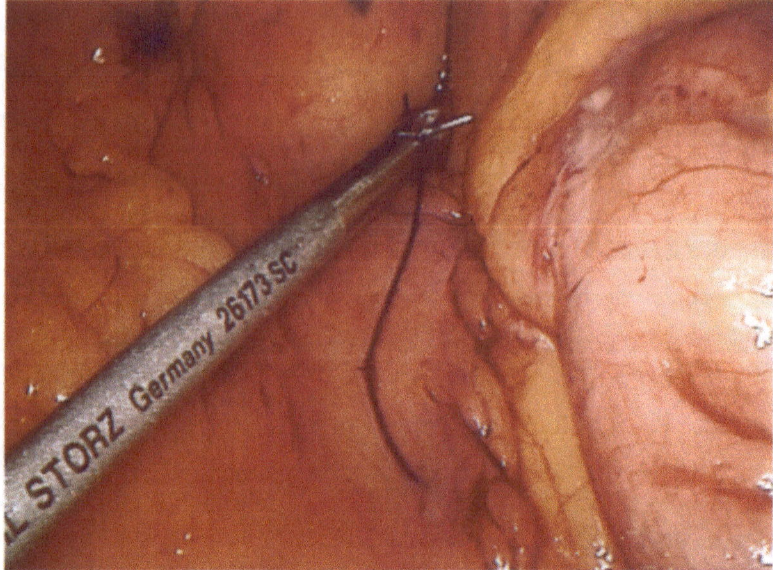

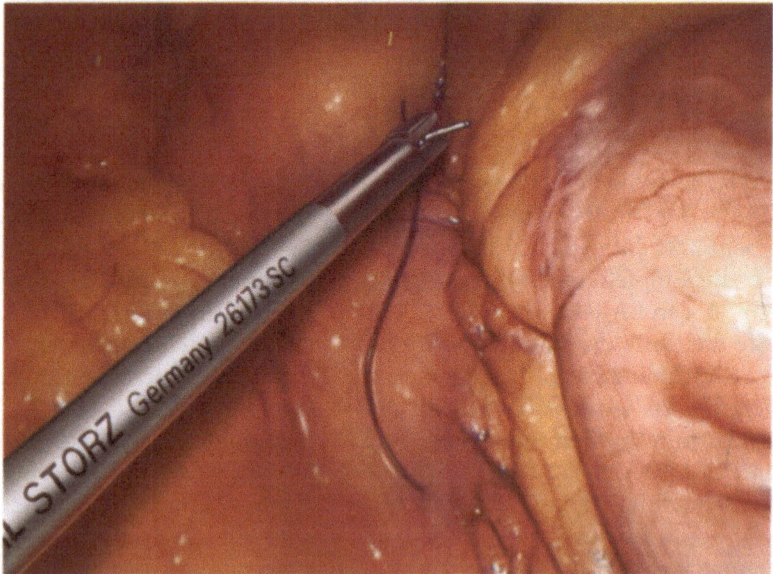

Abb. 3.83. Abdeckung des Promontoriums durch fortlaufende Naht des Peritoneums

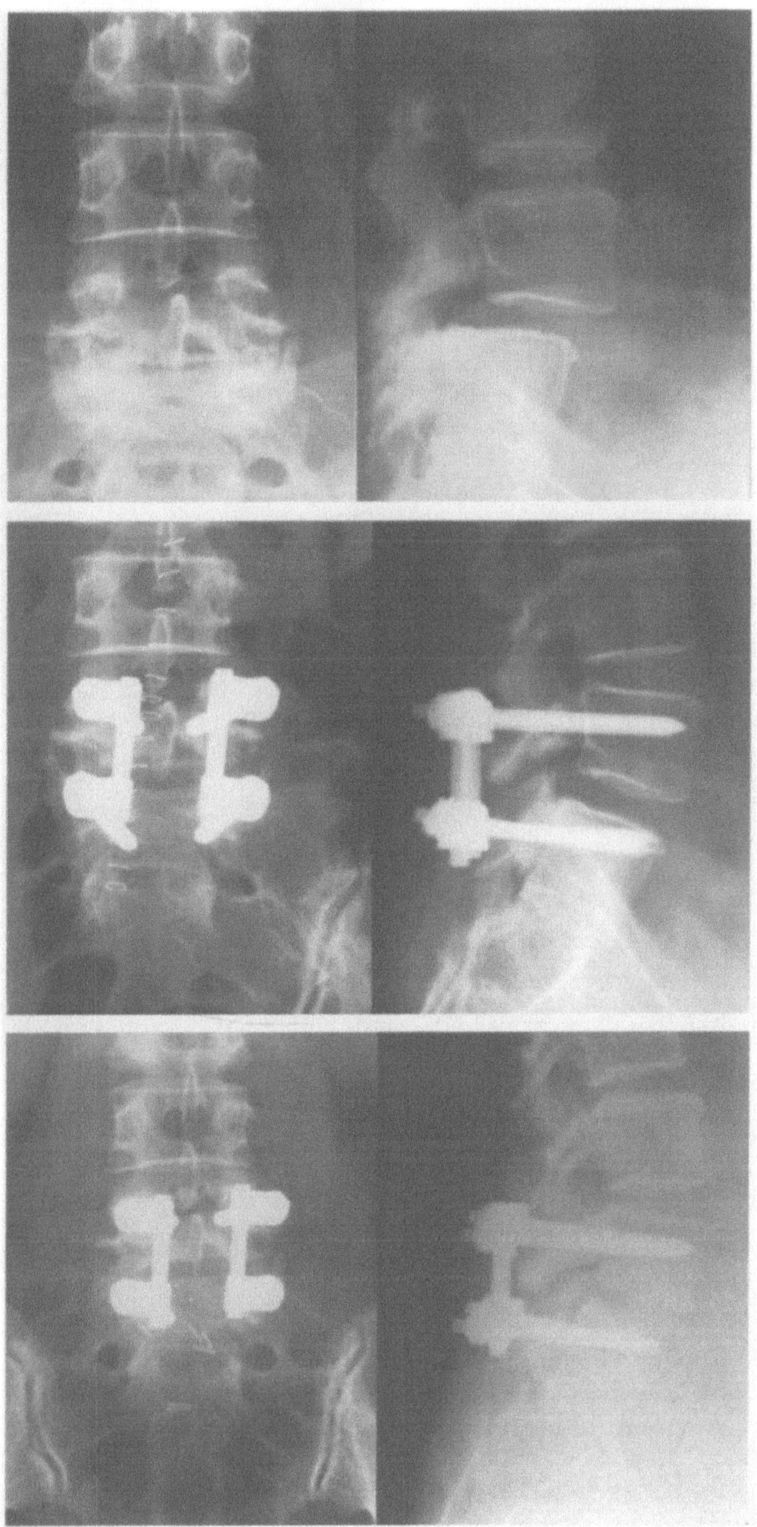

Abb. 3.84. 53jährige Patientin mit Spondylolisthesis. *Oben:* Spondylolisthesis L5/S1 (Meyerding II/III); permanente Ruhe- und Belastungsschmerzen, intermittierend auftretende Sensibilitätsstörungen. *Mitte:* Dorsale Reposition und monosegmentale Stabilisierung mit Fixateur interne. Durch die starke Rücknahme trat vorrübergehend ein sensibles und motorisches Defizit ein, das sich nach 6 Wochen spontan zurückgebildet hatte. *Unten:* Fusion mit den Carboncages. Die Tantalummarker sind zwischen dem Fixateur erkennbar

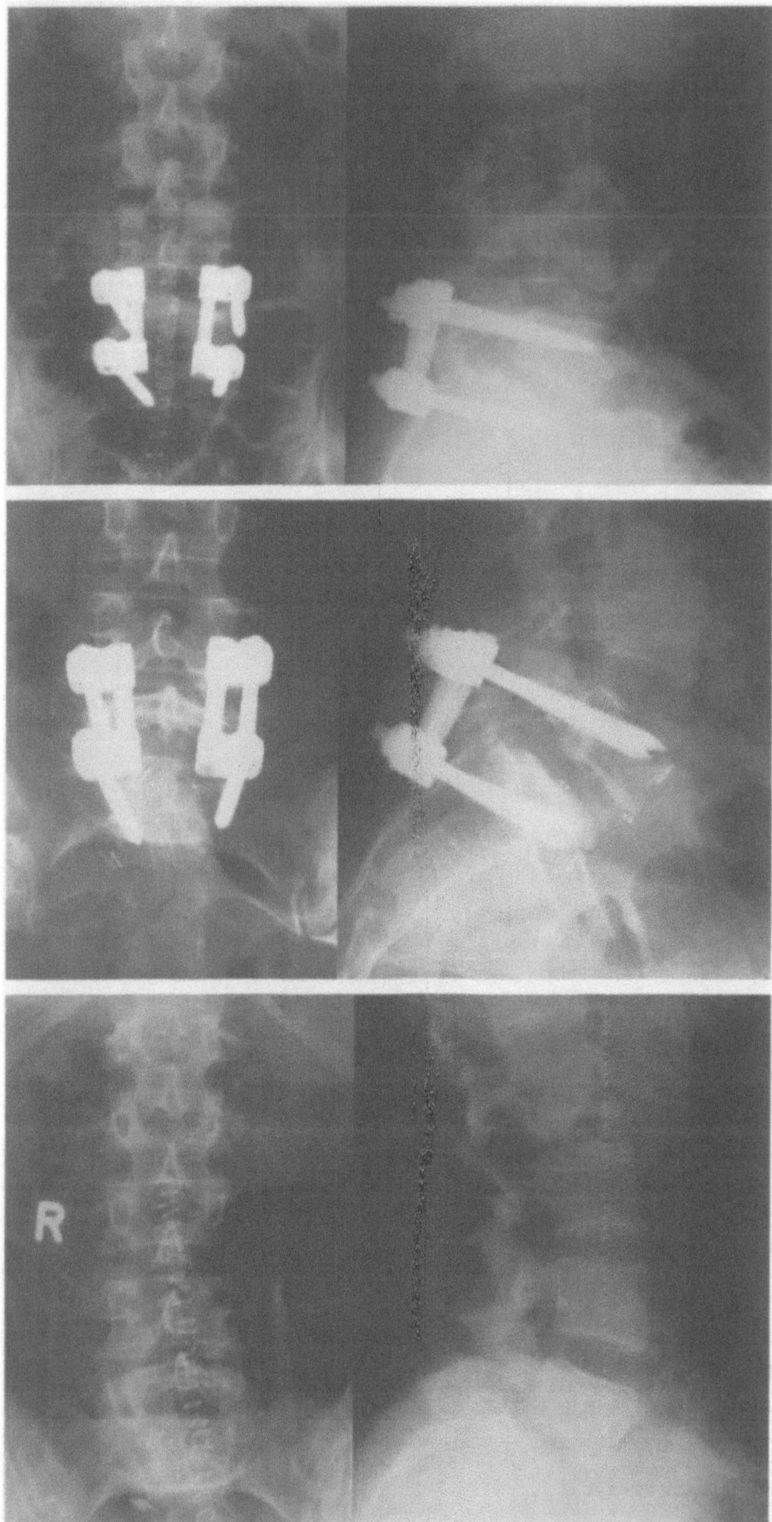

Abb. 3.85. 42jährige Patientin mit Spondylolisthesis. *Oben:* Dorsale Reposition und monosegmentale Stabilisierung wegen Spondylolisthesis L5/S1 (Meyerding II). *Mitte:* 4 Wochen später, nach klinischer und neurologischer Rekonvaleszenz, ventrale laparoskopische Spondylodese L5/S1 mit AcroMed-Cages. Die Metallmarkierungen der Cages sind gut erkennbar. *Unten:* 1 Jahr später Metallentfernung des Fixateur interne. Zu diesem Zeitpunkt vollkommene Beschwerdefreiheit bei voller beruflicher und privater Reintegration

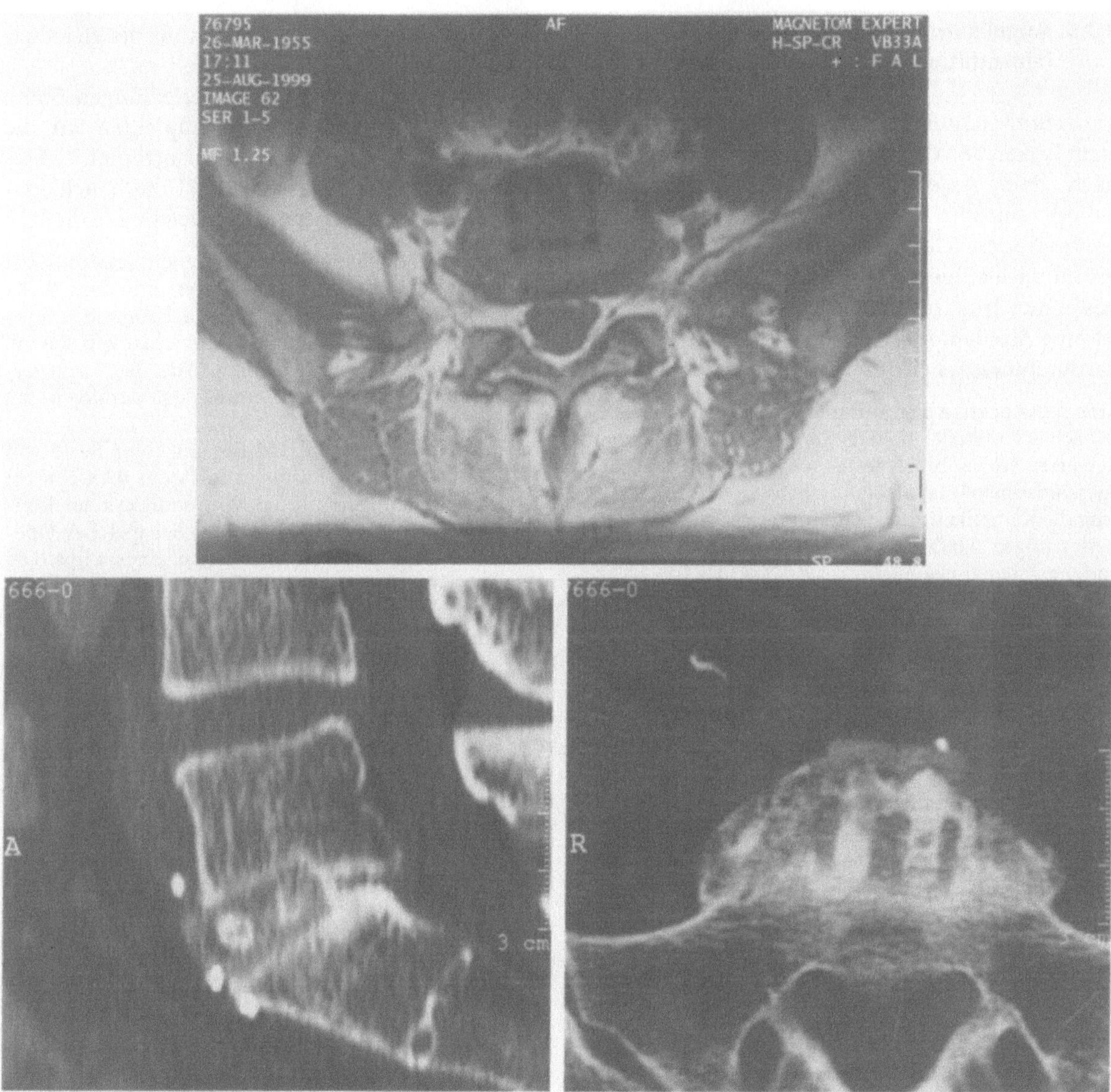

Abb. 3.86. Patientin von Abb. 3.85, Nachweis der Fusion. *Oben:* Nachweis durch MR-Tomographie. *Unten:* Computertomographischer Nachweis der Fusion in der sagittalen (*unten links*) und queren (*unten rechts*) Rekonstruktion. Die knöchernen Brückenbildungen sind erkennbar

3.3.4.4 Ergebnisse

Die Implantation der Carboncages wird bei der Spondylolisthesis größer Grad I in Kombination mit dem Fixateur interne durchgeführt, da diese Patienten eine Reposition der Wirbelkörper als ersten Therapieschritt erfahren. Der Fixateur wird nach einem Jahr entfernt.

Bereits 6 Monate nach der Implantation der Cages ist die Durchbauung des Bandscheibenraumes röntgenologisch und computertomographisch erkennbar. Dislokationen oder Cagebrüche haben wir bisher nicht gesehen. In den von uns operierten Fällen war bereits nach dem ersten Operationsschritt, der Einbringung des Fixateur interne, ein signifikanter oder vollständiger Rückgang der Schmerzsymptome zu verzeichnen.

3.3.5 Komplikationsmöglichkeiten bei der Implantation von BAK- und Carboncages

Verletzungen beim Plazieren der Trokare. Den ersten Trokar, am Oberrand des Nabels, setzen wir nach dem Anlegen des Pneumoperitoneums „blind" ein. Wir hatten damit bisher keine Probleme. Andere Kliniken bevorzugen, offenbar aufgrund nachteiliger Erfahrungen, die Einbringung des ersten Trokares unter Sicht. Zu diesem Zweck ist eine Minilaparotomie von der Größe des Trokardurchmessers erforderlich.

Eine retrospektive Literaturanalyse [3] belegt eine statistisch signifikante höhere Komplikationsrate, wenn der erste Trokar blind gestochen wurde. Bei 489.335 „geschlossenen" laparoskopischen Operationen betrug die Komplikationsrate für viszerale und vaskuläre Verletzungen 0,083 bzw. 0,075% Prozent. Bei 12.444 „offenen" Laparoskopien war sie 0,048 bzw. 0%.

Insgesamt ist die Organ- oder Gefäßverletzung durch Trokare jedoch eine Rarität. Wir hatten einmal eine Trokarkomplikation zu verzeichnen. Obwohl die Harnblase drainiert war, wurde ein 15-mm-Trokar durch die Harnblase gestochen. Der Defekt fiel am Ende der laparoskopischen Spondylodese beim Zurückziehen des Trokars auf. Der Blasenwanddefekt wurde laparoskopisch genäht und die Harnblase für 14 Tage über eine suprapubische Ableitung drainiert. Der postoperative Verlauf war komplikationslos.

Gefäßverletzungen. Wegen der potentiellen Gefahr von Gefäßverletzungen empfiehlt es sich, einen laparoskopisch erfahrenen Chirurgen im Team zu haben. Auch sollten die Instrumente für eine Notfallaparotomie griffbereit liegen.
Besonders gefährdet ist die linke V. iliaca communis. Sie wird von feinen, aber rigiden Bindegewebsfasern auf ihrer Unterlage gehalten. Sie kann deshalb mit dem Präpariertupfer nicht einfach weggeschoben werden. Sollte eine laterale Mobilisation erforderlich sein, dann müssen die feinen Bindegewebszüge mit der Schere gelöst werden. In die linke V. iliaca communis mündet kurz vor der Bifurkation die V. sacralis mediana. Diese wird im Längsverlauf über L5 und S1 präpariert und geclippt. Wir verwenden im Gegensatz zu anderen nicht die Elektrokoagulation, weil wir befürchten, daß im weiteren Fortgang der Operation der Venenstumpf unbeabsichtigt mit dem Meißel oder dem Rongeur malträtiert werden könnte. Der Clip hingegen signalisiert den Gefäßstumpf und mahnt zur Umsicht. Gleiches gilt für die gleichnamige Arterie.
Wir hatten bisher keine Gefäßverletzungen. Sollte die V. iliaca einreißen, dann empfehlen wir die Kompression mit dem Präpariertupfer. Unter Kompression der Vene wird eine Unterbauchlaparotomie durchgeführt und der Defekt genäht.

McAfee [9] berichtete über eine Venenverletzung bei 22 laparoskopischen Spondylodesen mit dem BAK-Cage. Die Verletzung der V. iliaca communis links führte in diesem Fall zu einem Blutverlust von 800 ml. Über eine Pfannenstilinzision wurde das Leck verschlossen und der Patient am 6. postoperativen Tag entlassen.
Zuchermann [16] hatte am Beginn einer Serie von 17 laparoskopischen Fusionen mit dem BAK-System 2 Gefäßverletzungen mit der Notwendigkeit zur Konversion. Wittenberg [15] berichtet bei gleicher Operationstechnik über die Dislokation eines Clips. Die Blutung konnte laparoskopisch nicht beherrscht werden und zwang zum Umsteigen auf das offene Verfahren.
Wir selbst hatten bei einer Zweietagenfusion von L4/L5 und L5/S1 trotz der schwierigen anatomischen Situation und der ersten klinischen Anwendung außer der langen Operationszeit keine Komplikationen [14].

Verletzung der Nn. hypogastrici. Das autonome Nervensystem des Beckens entspringt aus dem Plexus aorticus. Dieser wird verstärkt durch einstrahlende Nerven aus dem Truncus sympathicus. In Höhe der Aortenbifurkation bilden sie den Plexus hypogastricus superior. Aus dem Plexus formieren sich die Nn. hypogastrici dexter et sinister. Die Höhe, in der sich die Hauptstränge bilden, ist variabel. In der Regel formieren sie sich 2–3 cm distal der Bifurkation und divergieren nach lateral. Die Aufteilung kann höher oder auch tiefer erfolgen. Der Plexus hypogastricus superior setzt sich dann bis über das Promontorium hinaus fort. In einer weiteren Variante können die Hauptbahnen auch parallel über das Promontorium hinaus verlaufen.
Um den individuellen Verlauf präparatorisch auszuloten, drängen wir das Fettgewebe in der Gefäßgabel mit der Tupferzange auseinander. Die derben Nervenstränge werden unter laparoskopischer Sicht besonders deutlich. Dünne Querverbindungen zwischen den Hauptsträngen können durchtrennt werden. In anderen Fällen lassen sich beide Hauptstränge unilateral verschieben.
Bei Verletzungen der Plexusnerven können Ejakulationsstörungen auftreten. Die retrograde Ejakulation tritt dann ein, wenn sich denervierungsbe-

dingt der Detrusor der Harnblase nicht schließt und das Ejakulat in die Harnblase übertritt. Wir sind überzeugt, daß mit der Präparation des Operationsfeldes unter laparoskopischer Sicht die Rate der Nervenläsionen reduziert werden kann.

Radikuläre Schädigung. Die exakt senkrechte Implantation der Cages, BAK- oder Carboncage, ist von entscheidender Bedeutung. Die Aufgabe des endoskopisch versierten Chirurgen oder des Kameraassistenten besteht darin, den Horizont der Fusionsebene L5/S1 mit der 30°-Optik waagerecht zu halten.

Die Situation ist vergleichbar mit der Instrumentenablesung der Flugzeuglage am „künstlichen" Horizont. Kippt die 30°-Optik nach lateral, dann besteht die Gefahr, daß ein Cage abweichend von der Senkrechten eingebracht wird. Die Folge daraus sind Wurzelirritationen oder sogar motorische Ausfälle. Zu einem vergleichbaren Ergebnis führt die laterale Abweichung vom Mittelpunkt der Bandscheibe. Die Einstellung der Mitte mit dem Kirschner-Draht muß auf dem vorderen Längsband eindeutig markiert werden, damit von diesem Punkt ausgehend die Bandscheibe symmetrisch für die Implantation der Cages ausgeräumt werden kann.

Eine weitere Komplikationsmöglichkeit besteht in der unzureichenden Ausräumung der Bandscheibe. Das gilt insbesondere für die Einbringung der Carboncages. Die Tiefe des Bandscheibenfaches kann auf der Skalierung der Instrumente leicht abgelesen werden und dadurch die Protrusion von Bandscheibenmaterial beim Einschlagen des Cages verhindert werden.

Wir hatten 2 Komplikationen mit der Einbringung der Cages zu beherrschen:

Ein Carboncage wurde zu weit lateral plaziert. Unter Durchleuchtung wurde die Fehllage anhand der Tantalumkügelchen erkannt und der Cage entfernt. Wie erwähnt existiert kein Instrument für die Entfernung von Kohlefasercages. Bei der Entfernung mit einer Faßzange wurde der Cage unbrauchbar. Ein neuer Cage wurde plaziert, der Patient hatte postoperativ keine neurologischen Ausfälle.

Ein BAK-Cage wurde von einem sehr erfahrenen Gastoperateur zu tief eingedreht. Die Patientin hatte am ersten postoperativen Tag eine Fußheberschwäche und mußte reoperiert werden. Der Cage wurde zurückgedreht. Daraufhin besserte sich zwar die Neurologie, aber nicht ad integrum.

Wurzelirritationen nach der laparoskopischen Implantation von BAK- und Carboncages sind in der Literatur bisher nicht beschrieben.

Literatur

1. Arnold W, Gastinger I, Krause W, Schilling HW, Koch A, Gundei H (1994) Endoskopische lumbale Wirbelsäulenfusion. Zentralbl Chir 122: 1040–1045
2. Bagby GW (1988) Arthrodesis by the distraction-compression method using stainless steel implant. Orthopedics 11:931–934
3. Bonjer HJ, Hazebroek EJ, Kazemier G, Giuffrida MC, Meijer WS, Lange JF (1997) Open versus closed establishment of pneumoperitoneum in laparoscopic surgery. Br J Surg 84:599–602
4. Brantigan JW, Steffee AD, Geiger JM (1991) A carbon fiber implant to aid interbody lumbar fusion: mechanical testing. Spine 16: 277–282
5. Eysel P, Rompe JD, Hopf C, Meinig G (1994) Die Bedeutung der Bandscheibe für den Repositionsverlust operativ stabilisierter Frakturen der Rumpfwirbelsäule. Unfallchirurg 97:451
6. Kuslich SD (1995) The Bagby and Kuslich (BAK) system of spinal stabilization. In: Regan JJ, McAfee PC, Mack MJ (eds) Atlas of endoscopic spine surgery. Quality Medical Publishing, St. Louis, pp 293–306
7. Mahvi DM, Zdeblick TA (1996) A prospective study of laparoscopic spinal fusion. Technique and operative complications. Ann Surg 224:85–90
8. Yuan HA, Kuslisk SD, Dowdle JA et al. (1997) Prospective multi-center clinical trial of the BAK interbody fusion system. SpineTech Inc., Minneapolis
9. McAfee PC, Regan JR, Zdeblick T, Zucherman J, Picetti GD, Heim S, Geis WP, Fedder IL (1995) The incidence of complications in endoscopic anterior thoracolumbar spinal reconstructive surgery. Spine 20:1624–1632
10. McAfee PC (1995) Laparoscopic fusion and BAK stabilization of the lumbar spine. In: Regan JJ, McAfee PC, Mack MJ (eds) Atlas of endoscopic spine surgery. Quality Medical Publishing, St. Louis, pp 306–331
11. McCord DH, Cunningham BW, Shono Y, Myers JJ, McAfee PC (1992) Biomechanical analysis of lumbosacral fixation. Spine 17 (Suppl 8):235–243
12. Obenchain TG (1991) Laparoscopic lumbar discectomy. J Laparoendosc Surg 1:145–149
13. Obenchain TG, Cloyd D (1994) Outpatient laparoscopic lumbar discectomy: Description of technique and review of first twenty-one cases. Surg Technol Int 2:415–418
14. Olinger A, Hildebrandt U, Pistorius G, Lindemann W, Menger MD (1996) Laparoskopische 2-Etagenfusion der lumbalen Wirbelsäule mit Bagby-und-Kuslich (BAK)-Implantaten. Chirurg 67:348–350
15. Wittenberg RH, Steffen R, Kemen M, Willburger R (1996) Ventrale laparoskopische Fusion des letzten lumbalen Bewegungssegmentes. In: Blauth M, Dick W (Hrsg) Operationen an der Wirbelsäule. Urban & Vogel, München, S 177–188
16. Zuchermann JF, Zdeblick DA, Bailey SA, Mahvi D, Hsu KY, Kohrs D (1995) Instrumented spinal fusion. Preliminary results. Spine 20:2029–2035

3.3.6 Weitere Verfahren der ventralen Spondylodese der Lendenwirbelsäule

3.3.6.1 Endoskopische Zugänge transperitoneal

Laparoskopisch mit bikortikalen Spänen (L5/S1). Mathews [3] beschrieb bei 6 Patienten mit Verschmälerung des Bandscheibenraumes L5/S1 die laparoskopische Diskektomie in Kombination mit der Verblockung durch bikortikale Späne. Die Indikation zur Operation wurde vom klinischen Beschwerdebild und vom MRT-Befund abgeleitet.

Der Bandscheibenraum wird unter laparoskopischer Sicht auf 16 mm Weite aufgebohrt und dann instrumentell weiterbearbeitet. Die Endplatten werden partiell so weit abgetragen, bis die Spongiosa freiliegt. Ein kegelförmiger hohler Dilatator wird eingesetzt und dadurch der Bandscheibenraum aufgedehnt. Durch den Dilatator werden 2 oder 3 bikortikale Knochenblöcke vom Beckenkamm eingebracht und in den aufgeweiteten Bandscheibenraum zwischen den spongiösen Arealen eingepreßt. Beim Herausziehen des Dilatators kollabieren die Endplatten, setzen den eingebrachten Knochen unter Druck und stabilisieren die Bandscheibenhöhe.

Die Operationszeit betrug durchschnittlich 4 h, der Blutverlust belief sich auf 350 ml. In einem der 6 Fälle wurde die V. iliaca verletzt. Die laparoskopische Operation wurde abgebrochen und über den offenen retroperitonealen Zugang fortgesetzt. Weitere Komplikationen wurden nicht verzeichnet.
Die Patienten blieben 4,2 Tage stationär. Bei 5 von 6 Patienten war die Lage der Knochenspäne bei der CT Kontrolle zu einem späteren Zeitpunkt korrekt, bei einem Patienten waren sie nach ventral disloziert, ohne dadurch klinische Symptome ausgelöst zu haben.

Sechs Monate postoperativ wurden die Patienten kontrolliert. In der Röntgenaufnahme in Flexion und Extension wurde die Fusion von L5 mit S1 als bewegungsstabil eingestuft. Die Autoren kommen zu dem Schluß, daß die an 6 Patienten durchgeführte Methode sicher ist, einen hohen Patientenkomfort aufweist und durch klinische Studien weiter verfolgt werden sollte.

3.3.6.2 Endoskopische Zugänge retroperitoneal

Videoassistierter extraperitonealer Zugang (L4/L5, L5/S1). Michel Onimus [6] beschrieb den extraperitonealen Zugang unter Videoassistenz. Indikationen waren degenerative Bandscheibenerkrankungen in einer Höhe oder Spondylolisthesis.
Der Patient liegt auf dem Rücken, der Operationstisch ist leicht aufgeklappt. Für den Zugang auf L4/L5 wird eine 4 cm lange mediane Längsinzision um den Nabel herum ausgeführt. Bei Fusionen von L5/S1 liegt die mediane Inzision auf halber Strecke zwischen dem Nabel und der Symphyse. Bei Frauen wird eine kosmetisch vorteilhafte Inzision horizontal am Oberrand der Symphyse gewählt.
Nach Inzision der Linea alba wird zwischen dem linken M. rectus und dem hinteren Blatt der Rektusaponeurose eingegangen. Am lateralen Rand des Muskels wird die Aponeurose von der Linea arcuata ausgehend in kranialer Richtung durchtrennt. Man erreicht nach Inzision der Fascia transversalis den extraperitonealen Raum. Digital oder mit einer tupferbewehrten Zange wird der Peritonealsack medianwärts mobilisiert. Mit ihm wird der Ureter mobilisiert. Man ertastet den Psoas und die Iliakalgefäße.
Für die Exposition von L4/L5 wird in Höhe des Nabels lateral ein Trokar für die 10-mm-Optik positioniert, für die Freilegung von L5/S1 weiter distal. Der seitliche Einblick mit der 30°-Optik und der direkte Blick durch die Inzision ermöglichen eine simultane Betrachtung des vorderen Aspekts der Bandscheibe. Durch die mediane Inzision wird ein speziell entwickelter Retraktor eingeführt, der für die Exposition von L5/S1 mit 2 Steinmann-Nägeln im 5. Lenden- und 1. Kreuzbeinwirbelkörper gehalten wird. Mit diesem Retraktor werden die Iliakalgefäße nach kranial gehalten. In den Bandscheibenraum wird ein Beckenkammspan eingesetzt.

Diese Operationstechnik wurde bei 20 Patienten angewandt. Bei 11 Patienten wurde die Höhe L4/L5 fusioniert, bei 9 Patienten L5/S1. Perioperative Komplikationen waren nicht zu verzeichnen. Die Patienten wurden am 2. oder 3. postoperativen Tag mobilisiert. Für die Dauer von 3 Monaten wurde ein Korsett getragen.

Die Autoren sehen in ihrem Zugang folgende Vorteile: den Gebrauch konventioneller chirurgischer Instrumente, den minimal-invasiven anterioren Zugang, die kleine Inzision wegen der Videoassistenz und den guten Einblick auf die Endplatten. Darüber hinaus könne bei intraoperativen Komplikationen die mediane Inzision erweitert werden.

Kombinierter endoskopischer retroperitonealer Zugang zur Lendenwirbelsäule (T12-L5). Daniel Rosenthal [7] propagiert ein kombiniertes Verfahren: Im ersten Schritt wird der Retroperitonealraum endoskopisch exponiert, im zweiten Schritt wird die Wirbelsäule über einen offnenen Zugang instrumentiert.

Bei seinem Vorgehen steht der Chirurg auf der Rückseite des rechts seitlich gelagerten Patienten. Auf einer Linie, die von der Spitze der 11. Rippe zur Spina iliaca anterior zieht, wird eine 2 cm lange Inzision markiert. Mit einem optischen Trokar, der die Schneidefunktion mit der optischen Sicht kombiniert, wird schrittweise die Muskulatur durchtrennt, bis das retroperitoneale Fett erreicht ist. Dann wird ein Ballon eingeführt und der Retroperitonealraum erweitert. Der Ballontrokar wird entfernt, durch einen 10-mm-Trokar ersetzt und CO_2 insuffliert.

Unter Kamerasicht wird ein weiterer Trokar am iliakalen Ende der Linie plaziert. Darüber werden Instrumente eingeführt, die den Raum mit Unterstützung des Gasdrucks erweitern. Nach Abschluß der retroperitonealen Exposition werden die Trokare entfernt, die Hautbrücke zwischen den beiden Trokaren wird inzidiert, die Muskulatur durchtrennt und schließlich eine Öffnung von 4–6 cm Länge geschaffen.

Für die Exposition von T12–L2 liegt die Inzisionslinie weiter kranial. Sie beginnt am Vorderrand des Rippengitters unterhalb der 12. Rippe und erstreckt sich bis auf die 10. Rippe. Beschrieben wird dann die Ablösung des Periosts, die Ablösung der Ansätze der Interkostalmuskulatur und die Loslösung der Pleura von dem dorsalen Anteilen der Rippen. Offensichtlich wird auch die 10. und 11. Rippe am Wirbelkörper gelöst. Anders wäre auch nicht vorstellbar, wie ein 6 cm weiter Raum exponiert werden könnte.

Der Raum wird über ein am Tisch montiertes Rahmenretraktorsystem offengehalten. Die 30°-Optik wird benutzt, um in die Öffnung hinein und „um die Ecken herum" sehen zu können. Die Instrumentierung des Wirbelkörpers erfolgt mit konventionellen Instrumenten. Der linke Zwerchfellschenkel wird im Übergangsbereich von L1/L2 abgelöst und in kranialer Richtung nach ventral abgeschoben. Auf diese Weise erfolgt die Präparation von L1 und T12 extraperitoneal und extrapleural.

Weniger erschwert ist der Zugang zum Abschnitt L3–L5. Die Länge der Inzision richtet sich danach, ob eine Bandscheibe instrumentiert wird oder ein Wirbelkörper mit 2 benachbarten Bandscheiben. Das Vorgehen ist analog: retroperitoneoskopische Exposition des Raumes, gefolgt von offener Instrumentierung unter Assistenz der Optik. Die Retraktoren der Rahmenkonstruktion halten das Peritoneum und die Hauptgefäße zur einen, den Psoas zur anderen Seite. In diesem Tunnel aus Retraktoren wird instrumentiert.

Auf der Psoasseite muß darauf geachtet werden, daß der mediale Muskelrand behutsam abgelöst wird und nicht unter Druck gerät, weil der N. femoralis darin verläuft und Funktionsstörungen in seinem Versorgungsgebiet auftreten können.

Es werden konventionelle Instrumente eingesetzt. Die Dekompression des Spinalkanals nach Teiloder vollständiger Entfernung des Wirbelkörpers (Metastasen) wird durch die Vergrößerung der Optik erleichtert und sicherer. Für die Rekonstruktion der vorderen Säule können Knochenblöcke oder Metallcages je nach Pathologie und Erfordernis eingebracht werden.

Die Autoren sehen in dem kombinierten Vorgehen aus endoskopischer Exposition des Retroperitoneums und konventioneller Ausführung der Instrumentierung an der Wirbelsäule zwei Vorteile: Die Inzision wird klein gehalten und bewährte offene chirurgische Techniken werden angewandt. Damit können Instrumente eingesetzt werden die ihre Gebrauchsfähigkeit unter Beweis gestellt haben. Eine mühsame neue Lernkurve mit weniger optimalen Instrumenten muß nicht erklommen werden.

Für die Korporektomie insbesondere bei instabilen metastatischen Wirbelkörpern ist dem beizupflichten. Für den Zugang zum thorakolumbalen Übergang überzeugt uns die beschriebene Methode nicht. Der angestrebten Gewebeschonung steht der übergreifende Brustkorb bei dem offenen Part der Zweischrittoperation im Wege.

3.3.6.3 Offene Zugänge retroperitoneal

Minimal Invasive Anterior Lumbar Interbody Fusion (MINIALIF). Eine Alternative zu dem kombinierten videoskopisch assistierten Verfahren stellt die von Mayer [4, 5] propagierte mikrochirurgische offene Methode dar.

Die Bewegungssegmente L2–L5 werden über den retroperitonealen, das Segment L5/S1 über den transperitonealen Zugang erreicht. Über eine ca. 4 cm lange Hautinzision links über dem zu fusionierenden Segment wird der Retroperitonealraum in Wechselschnitttechnik erreicht. Die ventrolaterale Region der betroffenen Bandscheibe und die benachbarten Wirbelkörper werden exponiert. In die angrenzenden Wirbelkörper werden Distraktionsschrauben eingebracht und darauf ein Rahmenspreizer verankert. Der Spreizer hält den M. psoas nach lateral, die Gefäße und das Peritoneum nach medial. Über diesen Zugang wird unter mikroskopischer Sicht die Bandscheibe ausgeräumt, der Knorpel von der Deckplatte abgetragen und der Beckenkammblock eingesetzt. Die Implantation von interkorporellen Cages ist ebenso möglich.

Für die Fusion von L5/S1 wird eine mediane Längsinzision über dem lumbosakralen Übergang ausgeführt. Unter dem Einsatz von Mikroskop, Stirnlampe und Lupenbrille oder auch Cyberbrille kann die Fusion durchgeführt werden.

Bisher wurden ca. 300 Patienten von dem Autor nach diesem Verfahren operiert. Die Indikationen waren degenerative und isthmische Spondylolisthesen, instabile Spinalstenosen, degenerative Segmentinstabilitäten und Pseudarthrosen nach posterioren Fusionsoperationen. Die Fusionsrate betrug 97,5%. Jeder Eingriff wurde mit einer dorsalen Instrumentation kombiniert.

Paramedianer retroperitonealer Zugang mit querer Hautinzision (L3–S1). DeWald [1] beschreibt einen minimal-invasiven, offenen retroperitonealen Zugang zur Lendenwirbelsäule. Links neben der Mittellinie wird zwischen dem Nabel und der Symphyse eine quere Hautinzision von 10 cm Länge ausgeführt. Sie liegt in einer natürlichen Hautfalte. Die Faszie des M. rectus abdominis wird dargestellt und quer bis zur Mittellinie inzidiert. An der Mittellinie wird eine 2 cm lange, nach kaudal gerichtete Längsinzision angeschlossen. Lateral am Konfluens des vorderen Blattes der Rektusscheide mit der Faszie des M. obliquus abdominis und des M. transversus abdominis wird eine 2 cm lange Längsinzision nach kranial angeschlossen. Damit hat die Faszieninzision die Form eines liegenden „Z".

Der Retroperitonealraum kann, angepaßt an die Segmenthöhe, entweder unterhalb der Linea arcuata erreicht werden oder lateral zwischen der hinteren Rektusscheide und den Faszien von Obliquus und Transversus. Der Retroperitonealraum wird mit Retraktoren offengehalten.

Die Autoren haben über diesen Zugang bei 28 Patienten in Kombination mit einem Fixateur interne ventrale Fusionen durchgeführt. Die Indikationen waren Spondylolisthesis I–IV und degenerative oder postoperative Instabilitäten. Es wurden 1, 2 oder 3 Segmente fusioniert. Für den anterioren Zugang betrug der Blutverlust 300 ml, die Operationszeit im Durchschnitt 117 min. Für die Fusion wurden 19 autologe trikortikale Blöcke vom Beckenkamm, 4 allogene Blöcke, 3 Carboncages und ein Titancage implantiert. Komplikationen traten nicht auf.

Die Autoren schlußfolgern, daß der Zugang sicher ist, keine Muskeln durchtrennt werden müssen, multiple Höhen erreicht werden und verschiedene Implantate eingebracht werden können. Im Gegensatz zum laparoskopischen Vorgehen sei die Methode nicht auf ein Segment beschränkt, benötige keine laparoskopische Ausrüstung und lasse die Peritonealhöhle unberührt. Sie sehen keinen Vorteil in endoskopischen Methoden.

Pararektaler retroperitonealer Zugang mit Längsinzision (L4–S1). Ein ähnlicher retroperitonealer Zugang kann pararektal erfolgen. Die Haut wird zwischen Nabel und Symphyse über dem linken M. rectus abdominis längs inzidiert. Das vordere Blatt der Rektusscheide wird dargestellt und in Längsrichtung durchtrennt. Der Rektusmuskel wird nach medial gehalten. Man sieht dann die Linea arcuata, den kaudalen Rand des hinteren Blattes der Rektusscheide. Unterhalb der Linea arcuata trifft man auf die Fascia transversalis, die zwischen der Bauchmuskulatur und dem Peritoneum verläuft.

Bei adipösen Patienten liegt zwischen der Fascia transversalis und dem Peritoneum eine deutliche Fettschicht. Nach der Durchtrennung der Fascia transversalis kann der Peritonealsack relativ leicht von lateral nach medial mobilisiert werden.

Die Exposition des Bandscheibenraumes wird unterschiedlich gehandhabt. Wir sind nicht der Meinung, daß man die A. und V. iliaca communis anzügeln und die V. lumbalis ascendens durchtrennen sollte. Auch sehen wir keine Gefahr für die Ureteren.

Bedeutung sollte der Präparation des Plexus hypogastricus und den Nn. hypogastrici beigemessen werden. In einer Mitteilung über 37 retroperitoneale Zugänge war die Komplikationsrate bis auf eine gravierende Blutung aus der linken V. iliaca communis gering [8]. Ein Patient hatte eine retrograde Ejakulation, ein Patient eine Beckenvenenthrombose mit Lungenembolie. Insgesamt wird die Morbidität als gering eingeschätzt.

Offener retroperitonealer Zugang für die Spondylodese von L4/L5 und L5/S1. Ein klassisches, jedoch traumatisierendes Verfahren ist der offene retroperitoneale Zugang [2]. Der ventrolaterale linksseitige Flankenschnitt beginnt in der Mitte zwischen Rippenbogen und Beckenkamm, läuft bogenförmig auf den M. rectus abdominis zu, folgt kaudal dessen lateralem Rand und endet am Oberrand der Symphyse. Der M. obliquus externus wird in Faserrichtung gespalten, der M. obliquus internus und der M. transversus abdominis werden quer durchtrennt. Der Peritonealsack wird nach medial präpariert, wobei der Ureter ausgelöst und auf den M. psoas verlagert wird. Gleiches gilt für den N. genitofemoralis.

Für die Spondylodese L4/L5 werden auf dem 4. und 5. LWK die Segmentgefäße präpariert und ligiert. Die Aorta und die V. cava werden über die Mittellinie hinaus nach rechts verlagert, der Psoas lateral partiell abgelöst und dorsolateral verlagert. Das vordere Längsband wird längs inzidiert, die Bandscheibe von links lateral ausgelöst. Die Deckplatten werden entknorpelt. Weil die Deckplatten von L4 und L5 nach innen gewölbt sind, wird mit dem Meißel von lateral eine Nut ausgehoben, die mit der Deckplattenmitte auf einer Höhe liegt. Der Zwischenwirbelraum wird aufgespreizt, der kortikospongiöse Block eingesetzt und dann die Distraktion aufgehoben, damit sich der Block verklemmt. In die Zwischenräume wird Spongiosa eingefüllt.

Die Fusion von L5/S1 wird von ventral in der Gefäßgabel durchgeführt. Die präsakralen Gefäße werden ligiert, das Längsband über der Bandscheibe exzidiert, der ventrale Anteil der Bandscheibe ausgeräumt, die Deckplatten entknorpelt und unter Distraktion ein keilförmiger Block eingefalzt. Die verbliebenen Hohlräume werden mit Spongiosa gefüllt.

Erst nach Ablauf von 6 Wochen darf der Patient aufstehen und mit dem Gehen beginnen. Er trägt ein Korsett, von dem er erst nach 6–8 Monaten entwöhnt wird. Die volle Belastbarkeit wird nach 9–12 Monaten erreicht. Der Autor räumt ein, daß die langen Liegezeiten dem heutigen Patienten angesichts der neuen Methoden nicht mehr zumutbar sind und der beschriebene Zugang besonderen Indikationen vorbehalten bleiben wird – die es aber offensichtlich kaum noch gibt.

3.3.6.4 Anteriore Zugänge: offen, endoskopisch kombiniert, vollständig endoskopisch

Vorteile und Nachteile der Zugänge zur Lendenwirbelsäule sind in Tabelle 3.3 zusammengefaßt. Die offene Lumbotomie und insbesondere die Thorakophrenolumbotomie sind mit der bekannten Morbidität verbunden. Speziell bei den thorakolumbalen Frakturen T12/L1/L2 versprechen die neuesten Entwicklungen der minimal-invasiven Zugänge dagegen eine eklatante Reduktion des Zugangstraumas.

Die Befürworter des kombiniert endoskopischen Zuganges sehen Nachteile bei der Retroperitoneoskopie mit CO_2, die wir nicht bestätigen können. Zwar diffundiert eine beträchtliche Gasmenge in das retroperitoneale Fett und führt zur Hyperkapnie. Aber bei bisher jeder Retroperitoneoskopie wurde der Effekt mit einfachen gegenregulatorischen Maßnahmen seitens der Anästhesiologen kompensiert. Es ist auch nicht ungewöhnlich, daß CO_2 in die Peritonealhöhle strömt, weil der kraniale Trokar durch den Randbereich der Peritonealhöhle führt und mit dem zarten Peritoneum nicht vollständig abdichtet. Daraus resultiert, daß sich intraperitoneal ein Druckanstieg entwickelt, der an der zunehmenden Wölbung der Bauchdecke erkennbar ist. Bei optimaler Relaxation kann dieser Umstand vernachlässigt werden. Ungünstigstenfalls verschmälert sich der retroperitoneale Raum.

Beschworen wird auch die Gefahr des Spannungspneumothorax bei der Eröffnung der Pleura. Wir haben mehrfach bei der retroperitonealen Ablösung des Zwerchfellansatzes die Pleura eröffnet, ohne Veränderungen beim Beatmungsdruck beobachtet zu haben. Letzterer ist schon bei kontrollierter Beatmung höher als der retroperitoneale Gasdruck von 12 mmHg.

Tabelle 3.3. Anteriore Zugänge zur LWS: Pro und Contra

Zugangsart	Vorteile	Nachteile
Offen	Weite Exposition	Muskulatur- und Nervenschädigung, Bauchwandhernien, Relaxatio, Interkostalneuralgie, Nachbeatmung bei Zwerchfellrefixation
Endoskopisch kombiniert	Geringere Zugangsmorbidität	Zusätzliche Retraktorsysteme; Verzicht auf die Vorteile der Endoskopie, enger Raum
Vollständig endoskopisch	Weiter retroperitonealer Raum, sehr geringe Zugangsmorbidität, sehr gute Orientierung, Eröffnung der Pleura gefahrlos, frühe postoperative Rekonvaleszenz	Kollaps des Raumes beim Absaugen, Lernkurve

Literatur

1. DeWald CJ, Millikan KW, Hammerberg KW, Doolas A, DeWald RL (1999) An open, minimally invasive approach to the lumbar spine. Am Surg 65: 61–68
2. Dick W (1989) Intercorporelle Spondylodese L4/L5 und L5/S1. Operat Orthop Traumatol 1: 43–51
3. Mathews HH, Evans MT, Molligan HJ, Long BH (1995) Laparoscopic discectomy with anterior lumbar interbody fusion. A preliminary review. Spine 20:1797–1802
4. Mayer HM (1997) A new microsurgical technique for minimally invasive anterior lumbar interbody fusion. Spine 22:691–700
5. Mayer HM, Wiechert K (1998) Ventrale Fusionsoperationen an der Lendenwirbelsäule. Mikrochirurgische Techniken. Orthopäde 27:466–476
6. Onimus M, Papin P, Gangloff S (1996) Extraperitoneal approach to the lumbar spine with video assistance. Spine 21:2491–2494
7. Rosenthal D, Paolucci V, Zdeblick TA (1999) Combined endoscopic retroperitoneal approach to the lumbar spine using microsurgical endoscopy. In: Zdeblick TA (ed) Anterior approaches to the spine. Quality Medical Publishing, St. Louis, pp 219–240
8. Strempel v. A (1994) Der pararektale, retroperitoneale Zugang zum Promontorium bei Kombinationseingriffen. Operat Orthop Traumatol 6: 176–182

4 Computer in der endoskopischen Wirbelsäulenchirurgie

Das Ziel der computerassistierten Chirurgie besteht darin, die präoperative Planung in die operative Ausführung zu integrieren. Abhängig davon, wie hoch der Anteil des Computers an der Durchführung der Operation ist, unterscheidet man *aktive* und *passive* Systeme [4]. Passive Systeme arbeiten nicht selbständig, sondern bedienen den Operateur mit zusätzlichen Informationen.

4.1 Chirurgische Simulatoren und Planer

Ihre Väter sind technische Systeme aus dem Bereich des „computer aided design" (CAD) und des „computer aided manufacturing" (CAM). In der Medizin übliche bildgebende Systeme wie CT und MRT werden mit adaptierter Hard- und Software hochgerüstet und bieten dem Chirurgen dreidimensionale Darstellungen von knöchernen Strukturen, an denen er seine Planung vornehmen kann. Diese Systeme sind am wenigsten aktiv, denn sie tragen nur dazu bei, das beabsichtigte Vorgehen zu modifizieren und zu optimieren.

4.2 Navigationssysteme

Der entscheidende Schritt besteht im Aufbau einer Verbindung zwischen den Plandaten und dem Operationssitus. Um die Planung deckungsgleich auf den Situs übertragen zu können, sind verschiedene Wege verfolgt worden. Einer ist die Anbringung von Markierungen oder Pins. Präoperativ angebrachte und in die Planungsphase (CT) integrierte Pins dienen zum Zeitpunkt der Operation als Wiedererkennungsmarker.
Eine andere Strategie nutzt Landmarken auf dem knöchernen Oberflächenrelief. Die Präzision dieser Methode hängt davon ab, ob der Chirurg in der Lage ist, während der Operation die Landmarken wieder zu erkennen. Die Erkennung typischer Oberflächenprofile von knöchernen Strukturen ist so weit entwickelt, daß auf die Pinmarkierung verzichtet werden kann.

Zu jedem Zeitpunkt der Operation muß die Richtung und Position eines Instruments in Bezug zum Knochen erkannt und jede Bewegung und Richtungsänderung verfolgt werden können. Die Lösung besteht darin, die verwendeten Instrumente mit Detektoren zu verbinden, um sie auf diese Weise zu erkennen.

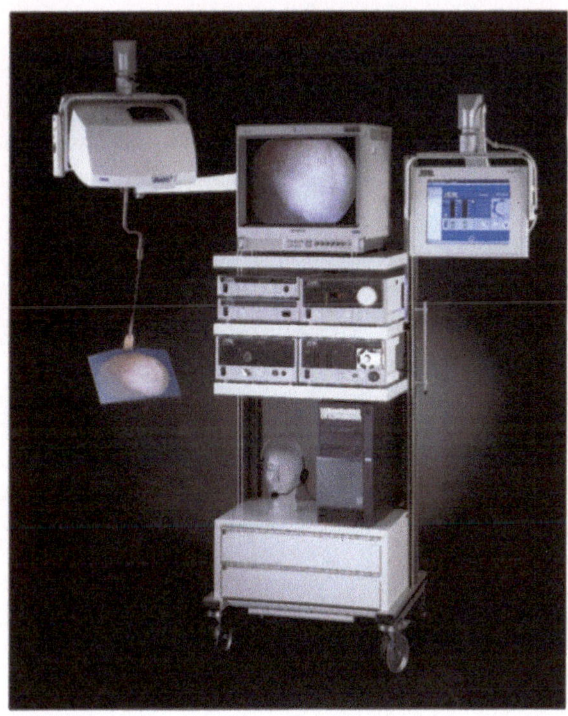

Abb. 4.1. Computergesteuerte Aktivierung der individuellen Geräteeinstellungen. Die Funktionen können unter sterilen Bedingungen während der Operation vom Chirurgen verändert werden, entweder auf der Oberfläche des LCD-Flachbildmonitors oder sprachgesteuert. Endoskopische Bilder werden digital abgespeichert (SCB System). (Photo mit freundlicher Genehmigung von Karl Storz, Tuttlingen)

Am weitesten entwickelt und verbreitet ist die Ankopplung von lichtemittierenden Dioden an die Instrumente. Infrarotkameras können die von ihnen ausgesandten Lichtsignale orten und in das computertomographische Abbild des Operationsobjektes integrieren. Die Vorteile der optischen Detektoren bestehen darin, daß bis zu 100 Messungen pro Sekunde möglich sind und mehrere Instrumente gleichzeitig verfolgt werden können. Andere Navigationssysteme arbeiten mit akustischen oder magnetischen Sensoren, die ein Feld um den Operationssitus aufbauen und Positionsänderungen von Instrumenten in dem Feld registrieren. – Navigationssysteme sind in der endoskopischen Wirbelsäulenchirurgie aus räumlichen Gründen nicht einsetzbar.

Passive Systeme werden vom Chirurgen bedient. In einem aktiven System werden Aufgabenstellungen mit Hilfe autonomer Roboter ausgeführt, von Sensoren gesteuert und vom Chirurgen überwacht [2].

Computerisiert und vom Chirurgen sprachgesteuert bedienbar sind die Funktionen einzelner Geräte, die auf einem Wagen zusammengefaßt sind (Abb. 4.1).

5 Roboter in der endoskopischen Wirbelsäulenchirurgie

Surgery in the future will no longer be about blood and guts, rather it will be about bits and bytes.

R. M. Satava [14]

Roboter werden industriell dort eingesetzt, wo Arbeitsabläufe für den Menschen zu gefährlich, zu beschwerlich, zu wenig ökonomisch oder nicht präzise genug sind. Roboter sind programmierte Maschinen mit Merkfähigkeit, aber bisher noch nicht mit Denkfähigkeit. Sie können beliebig oft wiederholbar definierte Aufgaben ausführen. Die Aufgabenstellung kann stereotyp die gleiche sein (Serienproduktion) oder individuell programmiert werden. Die Kardinalfrage bei Robotern ist: Wer oder was kontrolliert die Maschine – Mensch oder Computer?

Bei medizinischen „Robotern" können 2 Entwicklungsrichtungen unterschieden werden:

– automatische Robotersysteme,
– Manipulatoren.

Automatische Robotersysteme können Optiken an vorgegebene Positionen bewegen (AESOP, TISKA) oder verschiedenartige Werkzeuge punktgenau zum Einsatz bringen (CASPAR, Robodoc). Manipulatoren dagegen werden vom Mensch geführt. Roboter und Manipulatoren haben die Gemeinsamkeit, daß sie am Ende des Armes einen Effektor steuern. Der am weitesten entwickelte und in der Viszeral- und Herzchirurgie erfolgreich eingesetzte Manipulator ist ZEUS.

Für die endoskopische Chirurgie an der Wirbelsäule hat sich der Roboter, der die Optik mit der Kamera führt, bereits bewährt. Roboter, die mechanische Aufgaben an der Wirbelsäule selbst ausführen könnten, existieren bereits, verfügen aber noch nicht über ein integriertes Bewegungsanalysesystem und sind deshalb noch nicht für den klinischen Einsatz an der Wirbelsäule einsetzbar.

5.1 AESOP (Automated Endoscopic System for Optimal Positioning)

Die Aufgabe des ersten Assistenten, der bei endoskopischen Operationen die Kamera führt, kann vom Roboter übernommen werden. Das automatisierte endoskopische System für optimale Positionierung (AESOP 3000, Computer Motion, Goleta, USA) ist ein Roboter, der sprachgesteuert die Optik mit der aufsitzenden Videokamera führt.

Das Robotersystem besteht aus einem Wagen mit Rechner sowie dem Roboter selbst (Abb. 5.1). Das vertikale Element des 17 kg schweren Roboterarmes wird entsprechend dem geplanten Eingriff an der Schiene des Operationstisches befestigt. Der horizontale Führungsarm kann manuell um die vertikale Achse gedreht werden. In der vertikalen Achse ist motorisch eine Höhenverstellung möglich, eine von 7 unterschiedlichen Bewegungsrichtungen (Abb. 5.2). Das untere Limit der vertikalen Höheneinstellung wird am gelagerten Patienten so eingestellt, daß der horizontale Arm den Patienten nicht berührt.

Der horizontale Roboterarm entspricht einem Ober- und Unterarm mit Schulter- und Ellbogengelenk. Von den 6 Bewegungsgelenken werden 2, Schulter- und Ellbogengelenk, motorisch bewegt. Vor dem Ellenbogen (Gelenk 7) kann der Unterarm vom Operateur in 3 Stufen bis zu 45° Neigung nach oben und unten eingestellt werden. Diese Einstellung ist selten erforderlich. Die 3 übrigen Gelenke sind freie Gelenke und bewegen sich bei der Bewegung des Gesamtarmes mit.

Roboterarm und Optik sind über einen Magnetkonnektor verbunden. Dieser klinkt aus, wenn die Optik mechanisch behindert wird und stellt damit ein Sicherheitselement dar. Der Magnet wird nach jedem Einsatz sterilisiert. Der Roboterarm wird mit einer transparenten sterilen Schlauchfolie umhüllt.

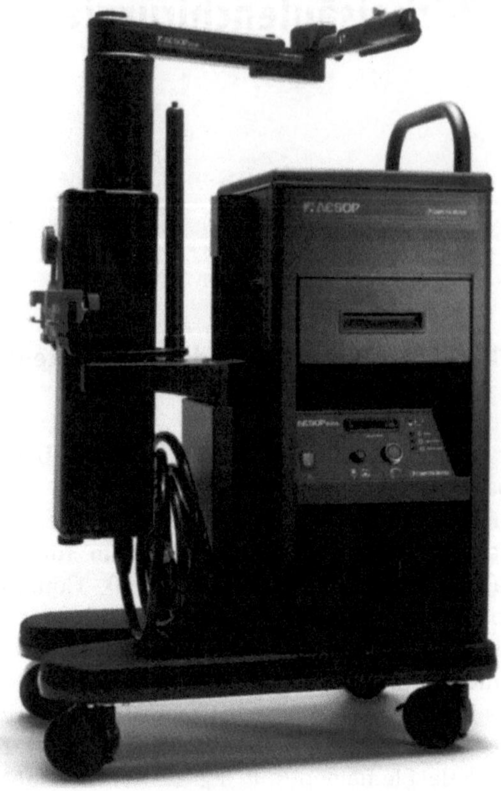

Abb. 5.1. Der Optikführungsroboter AESOP. Die Säule mit dem Roboterarm wird am Operationstisch befestigt. Der Wagen mit der Steuereinheit wird vom Op.-Tisch entfernt abgestellt. Der Roboterarm ist mit der Steuereinheit über ein dickes Kabel verbunden. (Photo mit freundlicher Genehmigung von Computer Motion, Santa Barbara/CA)

Der Roboter wird mit Sprachbefehlen (Tabelle 5.1) über ein kleines Mikrofon vom Operateur gesteuert. Die gesprochenen Worte (in englisch) werden von analogen Signalen in digitale Codes umgesetzt. Die eigentliche Spracherkennung erfolgt durch den Vergleich zwischen dem diktierten Text und dem abgespeicherten Code. Dazu werden im wesentlichen Frequenzmuster und Lautstärke verwendet.

Folglich kann ein Computer ein bestimmtes Wort nur mit einer gewissen Wahrscheinlichkeit erkennen. Bei jeder Übereinstimmung führt der Computer die gewünschte, programmierte Funktion aus. Wiederholungen der Befehle sind hin und wieder erforderlich.

Voraussetzung ist die Programmierung einer individuellen Audiokarte, PCMCIA, die den Operateur als Zugangsberechtigten zum Roboter ausweist. Mit den 23 Kommandos wird die Optik in jeder gewünschten Richtung positioniert. Drei komplexe Bewegungsmuster können vom Roboter auf Befehl des Bedieners gespeichert werden („save one"). Mit dem entsprechenden Befehl („return one") kann der Roboter aus einer x-beliebigen Position die gespeicherte Position wieder einnehmen.

5.1.1 Generelle Vorteile des Optikführungsroboters

Endoskopische Operationen an der Wirbelsäule haben noch keine Tradition. Zwangsläufig steht der Operateur unter Spannung. Eine ruhige prä-

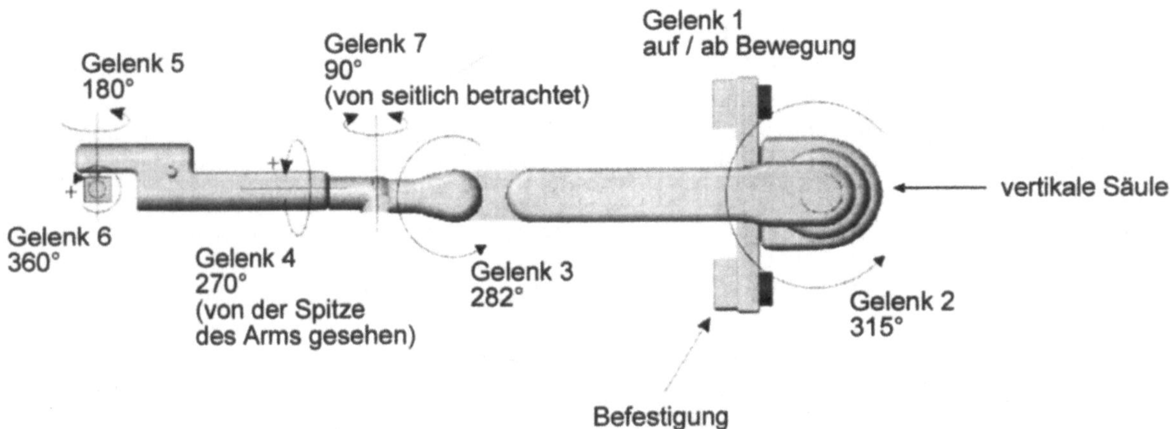

Abb. 5.2. Gelenke und Bewegungsradien des Roboterarmes

Tabelle 5.1. Sprachbefehle für den Roboter und ihre Bedeutung

Befehl	Bedeutung
AESOP	Schlüsselwort für die Aktivierung des Befehlsmodus
QUIT	Verlassen des Befehlsmodus
UP	Kleine Aufwärtsbewegung der Optikspitze
DOWN	Kleine Abwärtsbewegung
LEFT	Kleine Bewegung nach links
RIGHT	Kleine Bewegung nach rechts
IN	Kleine Einwärtsbewegung der Optik
BACK	Kleine Auswärtsbewegung der Optik
MOVE UP MOVE DOWN MOVE LEFT MOVE RIGHT MOVE IN MOVE BACK	Kontinuierliche Bewegungen, die mit dem Wort STOP beendet werden
SAVE ONE SAVE TWO SAVE THREE	Drei Positionen (one, two, three) sind speicherbar
RETURN ONE RETURN TWO RETURN THREE	Der Roboterarm kehrt auf die gespeicherte Position zurück
SET LOWER LIMIT/ CLEAR LOWER LIMIT	Befehl für die Begrenzung der Tiefe, die der Roboterarm nicht unterschreiten darf

zise Darstellung des Operationsfeldes steigert die Leistungsfähigkeit des Operateurs und seines Assistenten. Sie können sich dann auf die eigentlichen Aufgaben konzentrieren.

Im Gegensatz zur menschlichen Hand befolgt der Roboter Befehle millimetergenau, hat keinen Tremor, ermüdet nicht und interferiert nicht mit dem Operateur. Er beansprucht wenig Raum am Operationstisch und gibt anderen damit mehr Spielraum. Auch wird Manpower für andere Aufgaben freigesetzt.

5.1.2 Spezielle Vorteile bei der Spondylodese von L5/S1

Bei der Spondylodese von L5/S1 wird das Operationsfeld mit der 30°-Optik aus der Trokarposition in Höhe des Nabels eingestellt. Wenn die Optik von Hand gehalten wird, steht der Assistent in einer unnatürlichen Körperhaltung in Höhe des Brustkorbs des Patienten. Er steht mit dem Rücken zum Anästhesisten, weil sein Blick auf den Monitor vor dem Fußende des Operationstisches

gerichtet ist, und streckt den rechten Arm seitlich aus.

Eine große Gefahr besteht in der Rotation der Optik in der Blickachse. Dadurch kommt es zum Abkippen des Horizonts. Das hat zur Folge, daß der Wirbelsäulenchirurg das Bandscheibenfach nicht senkrecht, sondern in schräger Richtung ausräumt und zwangsläufig die Cages schräg einsetzt. Neurologische Beeinträchtigungen können daraus resultieren.

Mit dem Roboter wird die Optik exakt im 90°-Blickwinkel auf die Vorderkante des Bandscheibenraumes, der den Horizont bildet, ausgerichtet. Während der gesamten Operation wird die Optik vom Roboter lediglich näher heran oder weiter entfernt versetzt (Abb. 5.3). Der Horizont bleibt unverändert. Einmal richtig positioniert, kann die Gefahr des schrägen Einbringens der Cages nahezu ausgeschlossen werden.

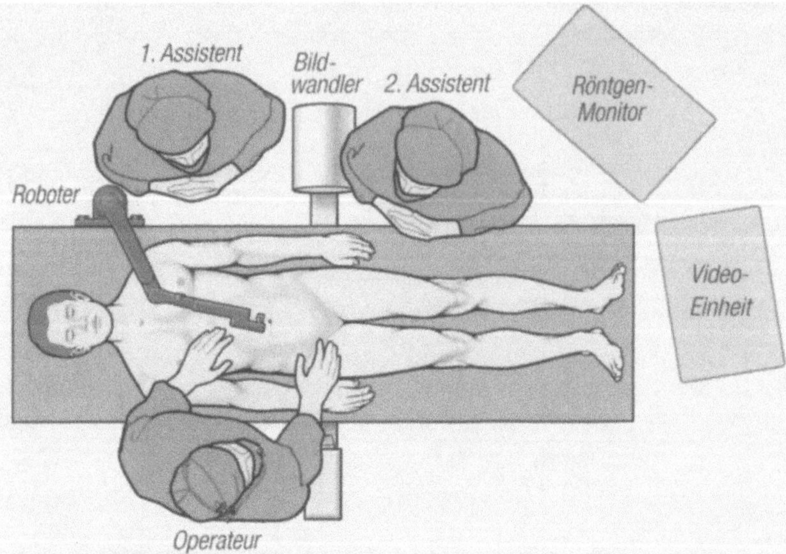

Abb. 5.3. Position des Roboters AESOP bei der laporoskopischen Spondylodese von L5/S1

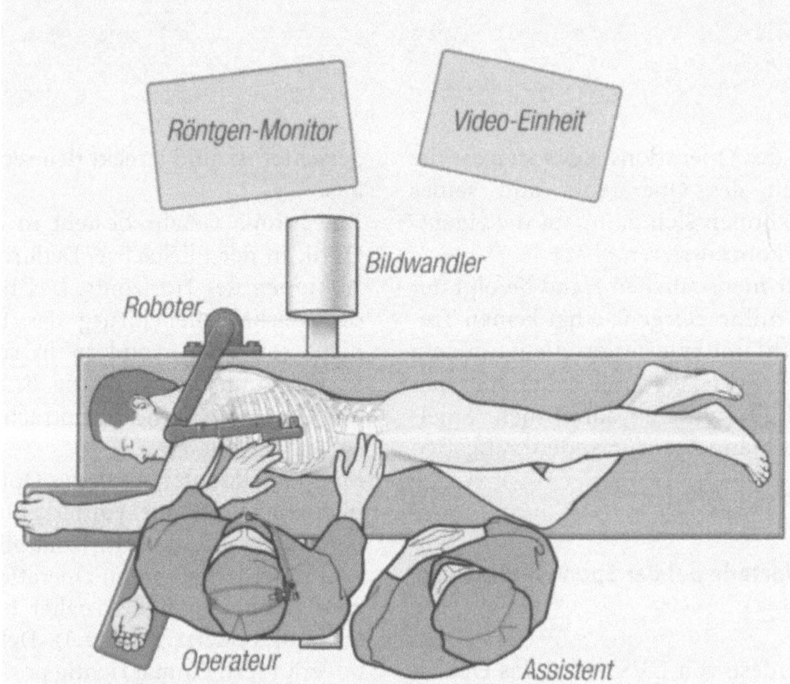

Abb. 5.4. Position des Roboters AESOP bei der thorakoskopischen und retroperitoneoskopischen Spondylodese

5.1.3 Spezielle Vorteile bei der Spondylodese von Brust- und Lendenwirbelkörperbrüchen

Bei der endoskopischen Verblockung von Brust-, und Lendenwirbelkörperfrakturen ist der Optiktrokar ca. 2 cm neben dem Instrumentiertrokar positioniert. Wird die Optik von Hand gehalten, dann ist dafür ein Assistent erforderlich, ohne andere Aufgaben ausüben zu können. Er steht nahe neben dem Wirbelsäulenchirurgen und engt dessen Bewegungsraum erheblich ein. Die Einstellung des Operationsfeldes ist weit weniger exakt als mit dem Roboter (Abb. 5.4).

Speziell bei retroperitonealen Operationen kann der endoskopische Chirurg, der andernfalls die Kamera halten würde, sensible Assistenzaufgaben wie Saugen ohne Kollaps des Retroperitoneums übernehmen. Außerdem wird ein Assistent eingespart.

Auch bei thorakalen und retroperitonealen Zugängen spielt die kontinuierliche unveränderte Einhaltung des Horizonts eine entscheidende Rolle für die Sicherheit und Präzision der Operation. In diesem Fall ist der Horizont die Vorderkante der Wirbelsäule. Wenn diese Orientierungslinie unverändert eingehalten wird, kann das Spanbett mit dem Meißel korrekt ausgehoben werden (Abb. 5.5). Darüber hinaus ist bei guter Orientierung die Gefahr minimiert, mit dem Meißel aortenwärts abzudriften.

5.2 CASPAR (Computer Assisted Surgical Planning and Robotics)

Das CASPAR-System (orto MAQUET, Rastatt) besteht aus den Einheiten Operationsplanung und Operationsdurchführung. Es ist als universelles Operationssystem für die Knochen- und Gelenkchirurgie konzipiert.

Vom jeweiligen Operationszielgebiet wird ein Computertomogramm erstellt und im PC aus den Daten ein dreidimensionales Modell errechnet. Die vorgesehene Operation wird vom Operateur am PC virtuell durchgeführt (Operationsplanung). Die fertige Planung wird per Datenträger dem Roboter für die Operationsdurchführung übergeben. Der Roboter führt die errechnete Aufgabe mit seinen Werkzeugen präzise durch.

Der Roboter CASPAR (Abb. 5.6) ist ein für chirurgische Aufgaben modifizierter Industrieroboter

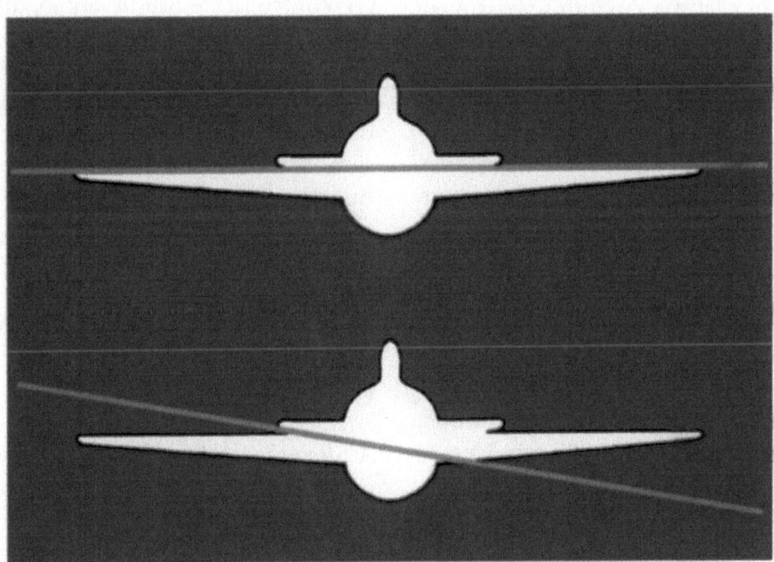

Abb. 5.5. Schematische Darstellung der Bedeutung des Horizonts für Operationen an der Wirbelsäule. Vergleichbar mit der horizontalen Fluglage eines Flugzeuges muß die Kamera dauerhaft in einer fixierten Position gehalten werden. Der Roboter verhindert das Abkippen der Kamera aus der Horizontalen. Dadurch wird vermieden, daß der Operateur die Bezugspunkte an der Wirbelsäule verliert

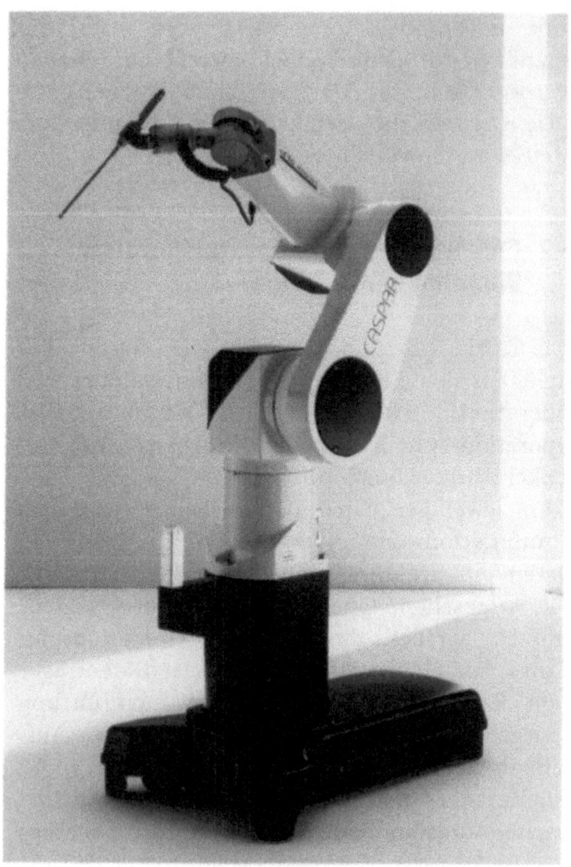

Abb. 5.6. Der in der Knochenchirurgie eingesetzte Roboter CASPAR wird in nächster Zukunft präzise Ausführungen an der Wirbelsäule vornehmen. (Abbildung mit freundlicher Genehmigung von orto MAQUET, Rastatt)

(Stäubli, Faverges, Frankreich), der seine Effizienz bei der Chipfertigung im Reinstraum täglich unter Beweis stellt. Auf das Fahrgestell eines Operationstisches montiert, ist er mobil. Das Gewicht beträgt 315 kg. Derzeit ist die Steuereinheit separat, später soll sie in das Fahrgestell integriert werden. Die einzelnen Baugruppen und Gelenke des Roboters sind in Analogie zum Menschen benannt: Der feststehende Sockel entspricht dem Rumpf. Dann folgen Schulter, Oberarm, Ellbogen, Unterarm und Handgelenk. Es sind 6 Gelenke vorhanden, davon 2 am Handgelenk. Die Werkzeuge sind elektromagnetisch angekoppelt und werden mit Druckluft angetrieben.

Der aktuelle Einsatz des Roboters beschränkt sich auf den Gelenkersatz am Hüftgelenk, die Implantation des Kreuzbandersatzes am Knie und die Einpassung der Knieendoprothese. Der Einsatz an der Wirbelsäule wird der nächste Schritt sein.

5.2.1 Potentieller Einsatz des CASPAR an der Wirbelsäule

Insertion der Pedikelschrauben. Der erste Schritt vor der endoskopischen Spanverblockung bei Frakturen der Brust- und Lendenwirbelsäule ist in der Regel die Stabilisierung mit dem Fixateur interne. Dabei sind Fehlplazierungen der Pedikelschrauben nicht selten, wenn die Identifikation anatomischer Landmarken und die intraoperative Durchleuchtung die einzigen Hilfsmittel darstellen. Bei Kontrolle der Schraubenlage im postoperativen CT können bis zu 40 % der Schrauben fehlplaziert sein [6].

Die sichere Plazierung der Pedikelschraube setzt einen korrekten Eintrittspunkt, die richtige Neigung des Bohrkanals und die adäquate Eindringtiefe voraus. Bei kranialer und lateraler Fehllage droht schlechter Halt. Bei kaudaler Perforation können Verletzungen der Nervenwurzel resultieren. Medial können die epiduralen Venen verletzt werden oder andere neurologische Defizite auftreten. Bei ventraler Schraubenfehllage können Gefäße und im Thorax auch der Ösophagus gefährdet sein.

Ohne Frage bestand Bedarf für ein Navigationssystem zur präzisen Einbringung der Pedikelschrauben [8]. Mit diesem System konnte, wie eine CT-kontrollierte Studie ergab, die Schraubenfehlplazierung auf 2,7 % gesenkt werden [16]. Bevor derartige Ergebnisse erreicht werden können, ist eine deutliche Lernkurve zu überwinden. Der Zeitaufwand ist nicht unerheblich und die Präzision der Brückenbildung zwischen Planung und Ausführung in erheblichem Maß vom Geschick und der Routine des Operateurs abhängig. Darin liegt die große Chance und Erwartung, das passive System durch das aktive System – den Roboter – zu ersetzen. Die theoretischen Vorleistungen, die den CASPAR in die Lage versetzen, diese Aufgabe zu übernehmen, sind erbracht.

Aushebung des Spanbettes. Heute wird das Spanbett endoskopisch mit speziellen Meißeln, Küretten, Rongeuren und Löffeln ausgehoben. Diese Aufgabe kann morgen der Roboter übernehmen. Basierend auf den Daten des Planungs-CT, aber auch während der Operation aktuell bestimmt, kann der Roboter das Bett für einen Span oder Cage in definierter Länge, Breite und Tiefe vorbereiten.

Die manuelle Ausführung hat einige Gefahrenpunkte zu berücksichtigen. Der Meißel könnte über die Vorderkante des Wirbelkörpers nach ventral abrutschen und dabei eine Interkostalarterie, im ungünstigen Fall auch die Aorta verletzen. Das Spanbett könnte ungleich tief sein oder zu nahe an den Spinalkanal reichen.

Die Tiefe des Spanbettes kann mit den Werkzeugen des Roboters millimetergenau vorgegeben und eingehalten werden. Daraus resultiert in der Tiefe eine plane Ebene, die von Hand in dieser Präzision nicht ausgeführt werden kann. Sensoren würden den Fräsvorgang stoppen, wenn der weiche epidurale Raum erreicht wäre. Die Deckplatte, die mit dem einzusetzenden Span in Kontakt steht, kann für eine optimale knöcherne Durchbauung angefräst werden. Für das Spanbett kann in definierten Abmessungen vom Roboter ein trikortikaler Knochenblock aus dem Beckenkamm gesägt werden.

Korporotomie und Korporektomie. Indizierte Teilentfernungen des Wirbelkörpers bei fehlverheilten Frakturen und Metastasen können ein weiteres Einsatzgebiet darstellen. Das Potential des Roboters, weiche von harten Srukturen unterscheiden zu können, macht es möglich, den Wirbelkörper bis an den Rand des Periduralraumes abzutragen (Abb. 5.7). Die Sensoren können den Übergang vom Knochen auf das weiche Gewebe exakt bestimmen und die Fortsetzung des Fräsvorganges stoppen.

Ausräumen des Bandscheibenfaches. Bei der degenerativen Bandscheibenerkrankung von L5/S1 wird der Zwischenwirbelraum endoskopisch mit Rongeuren und Küretten ausgeräumt, um Raum und Kontakt für die Cages zu gewinnen. Dieser Vorgang kann vom Roboter ausgeführt werden. Auch hier besteht die potentielle Gefahr der Gefäßverletzung, insbesondere der V. iliaca communis links, durch akzidentelles Abrutschen eines Instrumentes. Mit dem Einsatz des Roboters kann sich der Operateur auf die Aufrechterhaltung des Situs konzentrieren und der Maschine den Arbeitsvorgang übertragen. Die Vorgaben können so definiert werden, daß der Bandscheibenraum in erforderlicher Breite und Tiefe präpariert wird. Von den Deckplatten können die Fasern des Anulus fibrosus und der knorpelige Überzug abgetragen werden. Auch das Einsetzen der Cages kann mit Werkzeugen des Roboters paßgenau erfolgen.

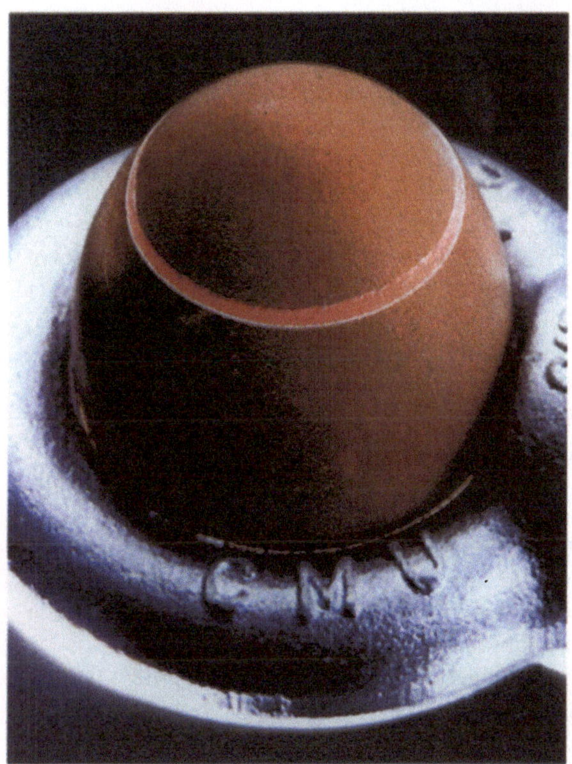

Abb. 5.7. Beispiel für die Präzisionsarbeit des Roboters CASPAR. Die harte Schale eines rohen Eies wird durchgefräst, ohne dabei die Eihaut zu verletzen. (Abbildung ortho MAQUET, Rastatt)

5.3 Roboter für Chirurgen oder Chirurgen für Roboter?

Der menschliche Körper ist eine sehr komplexe Maschine, die wir nicht selbst gebaut haben. Ohne Gebrauchsanweisung unseres „Konstrukteurs" müssen wir versuchen, alle ihre Funktionen zu verstehen und ihren sehr klugen Organisationsplan zu entschlüsseln.

P. Rabischong [11]

Das ausgeklügelte „System" Mensch können wir trotz aller Anstrengungen noch nicht verstehen, weil es nicht gelingt, die extreme Miniaturisierung der Biokomponenten und ihre Interaktion zu entschlüsseln. Eine besondere menschliche Eigenschaft ist der Gebrauch von Werkzeugen und der Wille, diese zur Erleichterung des Alltagslebens einzusetzen. Der unaufhörliche Drang, das Wissen zu vermehren, hat so zu enormen technischen Errungenschaften geführt – von denen auch die Chirurgie profitiert.

Der Impuls, der von der bildgebenden Technologie (CT, MRT) ausgeht, hat die präoperative chirurgische Planung vollständig gewandelt. Im Anfang war es die Umsetzung präziser Informationen in chirurgische Strategien. Das heißt, die Ausführbarkeit und das Ausmaß der chirurgischen Intervention wurden planbar. Der zweite Schritt findet heute statt und ist eine echte Revolution: die *Simulation* der Operation im Computer [12, 13].

Beispiele für Simulationen von Operationen gibt es aus unterschiedlichen medizinischen Bereichen: in der Neurochirurgie beispielsweise für Gehirntumoren [5], in der Viszeralchirurgie für Lebertumoren [7], in Orthopädie und Unfallchirurgie für den Hüft- und Kniegelenkersatz [1, 9, 10], bald für die Wirbelsäule. *Simulation* bedeutet, daß der Chirurg unter Testbedingungen am Computer einen Operationsschritt vollzieht, der später in Realität ausgeführt wird.

Eine Steigerung der Simulation ist die *virtuelle Realität*, die weiterentwickelte Interaktion von Mensch und Computer. Mittels der dreidimensionalen computergeschaffenen Welt wird eine Interaktion mit der Realität geschaffen [15]. Der Benutzer taucht in die virtuelle Welt ein, interagiert mit ihr, steuert sie und nutzt dabei seine eigenen Sinne. Theoretisch betrachtet, kann am individuellen Patienten die geplante Operation in der virtuellen Realität im voraus operiert und trainiert werden. Die so gewonnenen Daten werden optimiert, in die reelle Operation integriert und vom Roboter über weite Strecken, vom Chirurgen kontrolliert, ausgeführt.

Ohne Zweifel geht mit der rasanten technischen Entwicklung die Befürchtung einher, daß die Maschine den Menschen beherrschen könnte. Auch im diesem Jahrtausend wird der Patient ein Mensch sein, der der bevorstehenden Operation mit berechtigtem Unbehagen entgegensieht. Aber der Patient kann darauf vertrauen, daß eine andere Person, die dann weiterhin Chirurg heißt, ihn operieren wird, auch wenn dieser sich dabei einer komplexen Technologie bedient.

Mit Blick auf unsere heutige Entwicklung, in der Anwälte sich immer mehr für das Geschäftsfeld Medizin interessieren und Ethikkommittees an Macht gewinnen, kann man sicher sein, daß der Chirurg aus forensichen und ethischen Erwägungen weiterhin für alle Aspekte der Operation verantwortlich sein wird. Das bedeutet, daß Maschinen nie allein operieren werden.

Allerdings besteht ein dringender Bedarf für internationale Vereinbarungen, die den gefahrlosen Einsatz von Robotern in der Chirurgie regeln [3]. Der Chirurg der Zukunft wird folglich ein Zwitter aus den beiden Domainen Chirurgie und Technik sein.

Literatur

1. Bargar WL, Bauer A, Börner M (1998) Primary and revision total hip replacement using the Robodoc system. Clin Orthop 354:82–91
2. Buckingham RA, Buckingham RO (1995) Robots in operating theatres. BMJ 311:1479–1482
3. Davies B (1996) Robots in medicine and surgery. Trans Med Soc Lond 113:6–10
4. DiGiovia AM, Jaramaz B, Colgan BD (1998) Computer assisted orthopedic surgery. Clin Orthop 354:8–16
5. Glauser D, Fankhauser H, Epitaux M, Hefti JL, Jaccottet A (1995) Neurosurgical robot Minerva: first results and current developments. J Image Guid Surg 5:266–272
6. Jerosch J, Malms J, Castro M, Wagner R, Wiesner L (1993) Lagekontrolle von Pedikelschrauben nach instrumentierter dorsaler Fusion der Lendenwirbelsäule. Z Orthop 130:479–483
7. Marescaux J, Clement JM, Tassetti V, Koehl C, Cotin S, Russier Y, Mutter D, Delingette H, Ayache N (1998) Virtual reality applied to hepatic surgery simulation: the next revolution. Ann Surg 228:627–634
8. Merloz P, Tonetti J, Pittet L, Coulomb M, Lavallee S, Sautot P (1998) Pedicle screw placement using image guided techniques. Clin Orthop 354:39–48
9. Mittelstadt B, Paul HA, Taylor RH, Kazanzides P, Zahars J, Williamson B (1993) Development of a surgical robot for cementless total hip replacement. Robotica 11:553–560
10. Paul HA, Bargar WL, Mittelstadt B (1992) Development of a surgical robot for cementless total hip arthroplasty. Clin Orthop 285:57–66
11. Rabischong P (1997) Robots for surgeons or surgeons for robots? Computer Aided Surg 2:3–4
12. Rattner D (1999) Future directions in innovative minimally invasive surgery. Lancet 353 (Suppl 1): 12–15
13. Satava RM (1992) Robotics, telepresence and virtual reality: A critical analysis of the future of surgery. Minim Invasive Ther 1:357–363
14. Satava RM (1998) Transitioning to the future. J Am Coll Surg 186:615–621
15. Satava RM, Jones SB (1998) Laparoscopic surgery. Transition to the future. Urol Clin North Am 25: 93–102
16. Schwarzenbach O, Berlemann U, Jost B (1997) Accuracy of computer-assisted pedicle screw placement – an in vivo CT analysis. Spine 22:452–458

Sachverzeichnis